「特発性側弯症」の原因と治し方

装具と手術への警鐘

いこい治療院 院長
山田清之進

はじめに
〜今の医学の常識、科学的根拠が必ずしも正しいとは限らない

２０１８年、医者で生命科学の基礎研究をされている本庶佑《ほんじょたすく》先生がノーベル生理学・医学賞を受賞されました。その時の記者会見で、人の生命と健康に関わる医療者の私たちに強烈なメッセージを発信されました。

一つは、生命のしくみや働きに関する生命科学は、基礎のところがほとんど何もわかっていない。世界的権威の科学誌である『Ｎａｔｕｒｅ《ネイチャー》』や『Ｓｃｉｅｎｃｅ《サイエンス》』に記載されたものの9割はウソで、10年経ったら残っているものは1割だと思っている。論文や教科書に書いてあることを簡単には信じない。常に疑いをもって「本当はどうなっているのだろう」と自分の目でものを見る。自分の頭で考えて納得できるまでやる。そこまで諦めない、という趣旨を述べられました。

もう一つは、生命のしくみの基礎が十分にわかっていないなかで、応用（薬や手術などの治療法）だけをやると大きな問題が生まれる、と警鐘《けいしょう》を鳴らされました。

この受賞会見を聞いたとき、私は25年前、まったく同じ話を日本構造医学研究所所長・吉田勧持《かんじ》先生から教えていただいたことを思い出しました。当時の私は、病院で腰痛や変形性の関節疾患などの治療をしていました。学校で習った医学書（教科書）どおりの治療法を一生懸命に患者さんに行っていたにもかかわらず、思ったような効果があらわれず、そればかりか悪化していく姿を見て悩んでいました。

「教科書どおりの治療をしているのに、なぜ改善し治らないのか……」

こんな医療者としての苦悩を解決してくださったのが吉田先生でした。「生命に関する科学は、いまだほとんどわかっていない。そのため医学書（教科書）に書いてあることは必ずしも正しいとは限らない。間違っていることが多い。最初の科学的根拠の基礎が間違っていれば、その治療は患者さんに対して将来的に大きな問題が生じる」。吉田先生からこうした話を聞いたときは、頭を打たれたような衝撃を感じました。教科書どおりの治療をいくら一生懸命にやり続けても効果が出ない理由がわかりました。まず最初の基礎となる「科学的根拠」が間違っていたのですから、間違った基礎に基づいた治療法では効果が出なくて当然です。

現状の医学界の真実を知ってからは、既存の先入観にとらわれず、まずは目の前の患者さんをしっかり診《み》る、触診する、聴くことで「この患者さんの病気は、本当はどうなっているのか、なぜこのような症状が出るのか」「今までの治療法では、なぜ良くならないのか」を、自分の頭で考えて、自分が納得できるまでやり続けることができました。吉田先生に導いていただいた「何が正しくて、何が間違いか」という真実を探究する医療者の道と、「つらい思いをされている側弯症の患者さんを絶対に治す」という私の医療者としての思いが、本書『「特発性側弯症」の原因と治し方――装具と手術への警鐘』を出版するにいたった原点です。

本書では、特発性側弯症《とくはっせいそくわんしょう》の原因と治療法について、私がこれまで自分の目で見て、実際に治療した臨床経験から確信を得たことを伝えていきます。一人でも多くの患者さんに「なぜ私が側弯症になったのか」、その原因を考えていただき、そして適切な治療がなされ、側弯が改善し治ることを切に願うとともに、従来の医学の常識に対する警鐘を鳴らしたいという思いで執筆しました。

ここで、側弯症と特発性側弯症が教科書的にどのように説明されているかを見ておきたいと思います。

「脊柱側弯症とは、何らかの原因により背骨が横へ弯曲してしまう病気である。その脊柱側弯症の分類のなかでも、約80％を占めるのが特発性側弯症である。特発性側弯症とは、原因不明で骨の成長につれておこる病気である。成長期にあたる学童期から思春期の女性に最も多く発症し、進行すると体幹の非対称性、腰痛、背部痛、神経症状、胸郭変形、呼吸機能障害などが見られる。進行した側弯症を矯正できるのは手術のみである。側弯症の治療のなかで、有効性が証明されているのは装具と手術のみである。徒手療法やマッサージなどの民間療法は無効であり、有効性について科学的根拠がない……」

これが従来の教科書（医学書）に書かれている側弯症の「医学の常識」です。しかし、本書を手にしてくださった皆さんには、この本で述べる実際の治療実例をしっかりと見ていただき、内容をじっくり読んでいただきたいと思います。そうすれば、従来の側弯症の「医学の常識」は間違いであることがご理解いただけるはずです。

私が病院勤務の理学療法士になった30年前は、「側弯症は、原因が不明で、装具でなんとか進行を防ぎ、側弯を改善するには手術しかない」「いったん変形（側弯）を起こしたら治らない」というのが医学の常識でした。リハビリテーション科に側弯症のお子さんが来られたときは、前屈検査をして側弯体操を指導して終わりでした。なんとか改善してあげたいという思いがあっても、当時は「運動療法もマッサージなどの手技治療も効果がない」といわれていた時代ですから、何もなす術《すべ》がなかったのが実情でした。まさに教科書どおりの診察・治療だったと言わざるを得ません。

ある時、私はたまたま本屋で、マッサージ師の先生が側弯症の治療をして「側弯症が改善した」という内容の本を見つけました。しかし、従来の医学の常識を疑うこともなく信じ切っていた当時の私は、「そんなバカな⁉」という気持ちで、気にも留めませんでした。

その後しばらくして、鍼灸《しんきゅう》マッサージ師になった同期の友人から「変形性の関節疾患が治った」と聞かされました。「えっ、まさか……」と思いました。関節や骨が変形する病気は、進行をくい止めるのが精一杯で、進行したら手術しかない……としか頭になかった私は半信半疑でした。その後病院の治療に限界を感じた私は、民間療法といわれるさまざまな勉強会に参加しました。そこで衝撃を受けたのは、体のバランス調整を行うと、背骨のゆがみ（側弯症）が改善することでした。

側弯症の専門医の先生方が「科学的根拠がない」といわれる民間療法で側弯症の背骨のゆ

がみが改善されていたのです。学校検診で側弯症が軽度で発見されても、病院では「経過観察」の名目で、ただただ定期的にレントゲン写真を撮るだけでした。そして悪化・進行したら、改善も予防効果も疑わしい装具をつけ続け、それでもダメなら背骨を固定する手術しか方法がない、という現代医学の常識に私は疑問をもつようになりました。

そして長年、体のバランスを整える治療を続けるなかで、やはり側弯症は改善するとあらためて確信しました。特発性側弯症には、はっきりとした原因があること、原因となる生活習慣を取り除き、歩行や運動、手技治療などで根気よく正しい治療を行えば良くなることを、多くの臨床経験のなかで強く実感することができたのです。

また、ドイツの理学療法士であるクリスタ・レーネルト・シュロス先生も手術をしなくとも側弯症は改善することを実証しています。

背骨のレントゲン写真を診ただけでは、原因も治療法も見つかりません。足関節や股関節などの他の関節の動きの障害からでも側弯は発症します。体のさまざまな動きの検査をとおして問題点を見つけることです。また、患者さんの背中に触れて、微細な動きの異常を感知することも大切です。そして、患者さんとご家族の話を丁寧に聴き、日常の生活習慣や癖を正確に把握し、患者さんの全体像を診るのです。そうすれば必ず、その患者さんの側弯症の原因と治療法が見えてきます。レントゲン写真の背骨だけを診て、その人の全体を診ない「木を見て森を見ず」の医療から、患者さんの全体像を診る医療への移行が側弯症治療には急務です。

今まで言われ続けてきた特発性側弯症の医学的常識をいったん脇に置き、目の前の側弯症の患者さんと真剣に向き合うなかで、何が問題なのか、どうすれば改善するのかが見えてくるはずです。本書をとおして、私のような医療従事者、そして患者さん本人とそのご家族の皆さんに、特発性側弯症は必ず良くなるという希望をもっていただけることを心から願っています。

なお、本書の内容は、基本的に患者さんや患者さんのご家族へ向けたものです。そのため、できる限りわかりやすい説明を心がけました。しかし、説明するうえでは、専門的な話を加えていく必要があることも事実です。難しく感じられるところがあるかもしれませんが、そのような疑問・質問がわいてきた際は、私のような医療従事者や病院の医師など、専門家に聞いてみることをお勧めいたします。

内容的には、側弯症のお子さんがいらっしゃるご家族だけでなく、子どもたちの背骨の変形や姿勢の問題に直接関わる保育や教育現場の方々、そして医療関係の方々、背骨と健康について関心の深い方々にもお役に立てる話を多く盛り込んでいます。子どもたちの将来の健康と幸せを願うさまざまな立場の方に本書を役立てていただけることを心から願っています。

※表記について

「脊柱側弯症」は「脊柱」が弯曲する病気です。医学的な文章表現としては「脊柱」と書くべきところですが、患者さんとご家族がイメージしやすく、馴染みのある「背骨」という表現を本書ではおもに用いて説明します。

※イラストおよび写真の無断転載禁止について

本書に掲載の側弯症患者のイラスト類は、実際の写真をもとに作成しています。いこい治療院の患者さんにご協力いただいているものですので、無断で複製・複写・転載等をすることは一切禁止とします。

「特発性側弯症」の原因と治し方　目次

はじめに……1

第1章 特発性側弯症の悲しい現実

1-1 〈悲しい現実①〉早期発見できても経過観察だけ……18
1-2 〈悲しい現実②〉装具では側弯の改善は期待できない……25
1-3 〈硬い装具の問題点①〉背骨を支える筋肉の力が弱る……28
1-4 〈硬い装具の問題点②〉すべての機能が低下する……32
1-5 〈悲しい現実③〉手術の効果と限界……36
1-6 特発性側弯症の治療における大きな矛盾……40
治療症例1 装具や手術なしで側弯症は改善する……45

第2章　背骨のつくられ方と役割

2-1　骨の形のつくられ方　52
2-2　背骨の形は生涯変化し続ける　56
2-3　背骨の形は、移動運動によって左右対称になる　61
2-4　背骨の役割は「支持性」と「柔軟性」　66
2-5　〈背骨の支持性〉骨と筋肉の豊かさ　70
2-6　〈背骨の順応性〉体の形とバランスを保つ　73
2-7　〈背骨の柔軟性〉体のすべての機能を高める　78
2-8　〈背骨の弾力性〉脳や体を衝撃から守る　82
2-9　若々しさとは、「支持性」と「柔軟性」の両方があること　86
治療症例2　**努力を積み重ねれば、側弯症は改善する**　90

第3章　背骨が変形する原因

3-1　側弯症の背骨の曲がり方は回転をともなう　98
3-2　側弯症はヒト化過程を阻害された生体反応　106
3-3　変形は「小さな力」によって起こる　119
3-4　変形は「時間」の積み重ねによって起こる　122
3-5　〈繰り返す力①〉片噛みの癖は側弯症をつくる　127
3-6　〈繰り返す力②〉体育座りは側弯症をつくる　131
3-7　〈繰り返す力③〉足癖は側弯症をつくる　139
3-8　〈繰り返す力④〉俯《うつぶ》せ寝は側弯症をつくる　147
3-9　特発性側弯症は遺伝しない　150
3-10　特発性側弯症は生活習慣病　154
治療症例3　日常の姿勢や生活習慣が変わると側弯症は改善する　159

第4章　側弯症の治療は「原因探し」から

4-1　レントゲン検査を何十年受けても側弯症の原因はわからない……166
4-2　〈レントゲン診断の問題〉側弯の角度は瞬時に変化する……170
4-3　筋肉・筋膜など、局所のひずみが全身に波及する……175
4-4　民間療法から学んだ丁寧な検査……183
4-5　〈側弯症の検査①〉姿勢を診る……189
4-6　〈側弯症の検査②〉足もとを診る……195
4-7　〈側弯症の検査③〉患者さんご家族から生活状況を聴く（問診）……200
4-8　〈側弯症の検査④〉
部分も全身も全体で診る。過去・現在・未来も通して診る……205
治療症例4　側弯症を治すために一番大切なことは「原因を見つける」こと……212

第5章 特発性側弯症の治し方

5-1 移動運動と側弯症 218
5-2 側弯症を治す第一歩は「歩く」こと 222
5-3 側弯化する生活スタイル 228
5-4 〈側弯症を治す①〉立ち姿勢・座り姿勢を正す 234
5-5 〈側弯症を治す②〉生活習慣をあらためる 242
5-6 〈側弯症を治す③〉元の動きを取り戻す 250
5-7 〈側弯症を治す④〉覚悟と努力が必要 259
5-8 「背骨がぐにゃ」から「背骨がピシッ」へ 263
治療症例5 **側弯症は、覚悟を決めて努力すると早く改善する** 268
おわりに 271
参考文献 277

第１章

特発性側彎症の悲しい現実

Prologue 1

特発性側弯症は、背骨が曲がる、背骨がゆがんでいく病気です。あなたの大切なお子さんが側弯症と診断され、「原因が不明なので、しかたがない」と医師から言われて、諦められるでしょうか。私はなんとかしてあげたいと強く思います。

臨床の現場で側弯症をなんとか治してあげたい――この思いを実現するには、まず目の前の患者さんをしっかりと診ることです。当たり前のことのようですが、残念ながら医療現場でこれが「当たり前」になされているとはいえません。側弯症には、一人ひとり個別の原因があります。ですから、治療法も一人ひとり違い、それを見つけるには近道などないのです。よく診なければ、「本当の問題」は見えてきません。

「なぜ、幼い頃は正常に発育していた背骨の形が、学童期から思春期になるとゆがみだすのか？」

「側弯になる子もいれば、ならない子もいる。この違いはどこにあるのか？」

「側弯症は遺伝なのか、それとも生活環境に原因があるのか？」

「男の子より女の子のほうが側弯になる率が圧倒的に高いのはなぜか？」

「若い年代だけでなく、中高年になってからでも新たに側弯症になるのはなぜか？」

「ひと昔前は、特別な病気でない限り側弯症の子どもはいなかったのに、なぜ最近は背骨のゆがむ子どもたちが増え続けているのか?」

……等々。

数々の疑問がわいてきます。これらの答えは従来の医学書（教科書）にはありませんでした。疑問を解《と》かなければ、側弯症になった子どもたちは適切な予防も治療も受けられず、生涯「背骨のゆがみが悪化しないか」という不安を抱えて生きていかなければなりません。そのような人生を若い時代から背負うとなれば、どれほどつらいことでしょう。

しかし、必ずしもそのような人生が待っているわけではないのです。これからの本編で、私が長年の臨床経験から導き出した「側弯症は予防できる、改善し治る」という「確信」をお伝えしたいと思います。

第1章では、まず特発性側弯症の子どもたちが置かれている現実に目を向けていただきます。現実を知って問題点をしっかり考えることが、解決への第一歩となります。

1-1

〈悲しい現実①〉早期発見できても経過観察だけ

『改訂版（第1版）　知っておきたい脊柱側弯症』（日本側弯症学会編、インテルナ出版）のなかで、「側弯症のうち、大部分は学童期の後半から思春期に発生します。その多くは、**早い時期に発見して治療を受ければ、進行してひどくなるのを止められます**」と述べられています（学童期後半から思春期は、年齢でいうと概《おおむ》ね10歳～17歳です）。

しかし、現実はどうでしょうか。

学校の集団検診でお子さんの側弯が早期に発見されて（図1－1－1）、側弯症の専門医を受診しても、レントゲン検査で側弯のＣｏｂｂ《コブ》角が軽度（25°以下）であれば、3～6カ月ごとに定期的にレントゲン検査の診察（経過観察）がなされるだけです（Ｃｏｂｂ角の測り方は、20ページ・図1－1－2参照）。

「子どもの背骨が曲がっているのに何もしないで、**悪化しているかどうかの経過だけを見て**

図 1-1-1　側弯症の検診

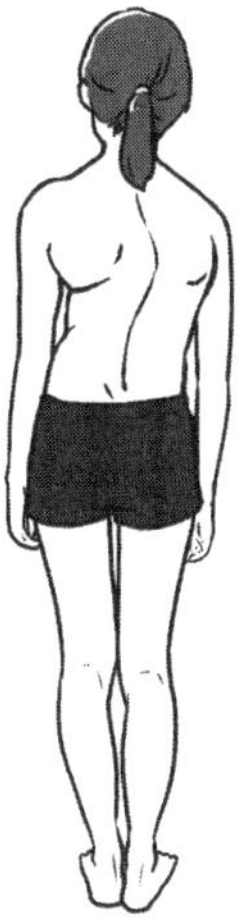

側弯症の立位姿勢（一例）

① 両肩の高さの左右差
② 脇線（ウエストライン）の左右非対称
③ 肩甲骨の左右非対称
④ 前屈したときに見られる背中や腰の左右非対称
　肋骨隆起（⬆）

豆知識

背中や腰の盛り上がりをそれぞれ肋骨隆起（リブハンプ、rib hump）、腰部隆起（ランバーハンプ、lumbar hump）と呼びます。
※腰部隆起については 3-6・治療症例3の
　項目を参照

側弯症の前屈姿勢（一例）

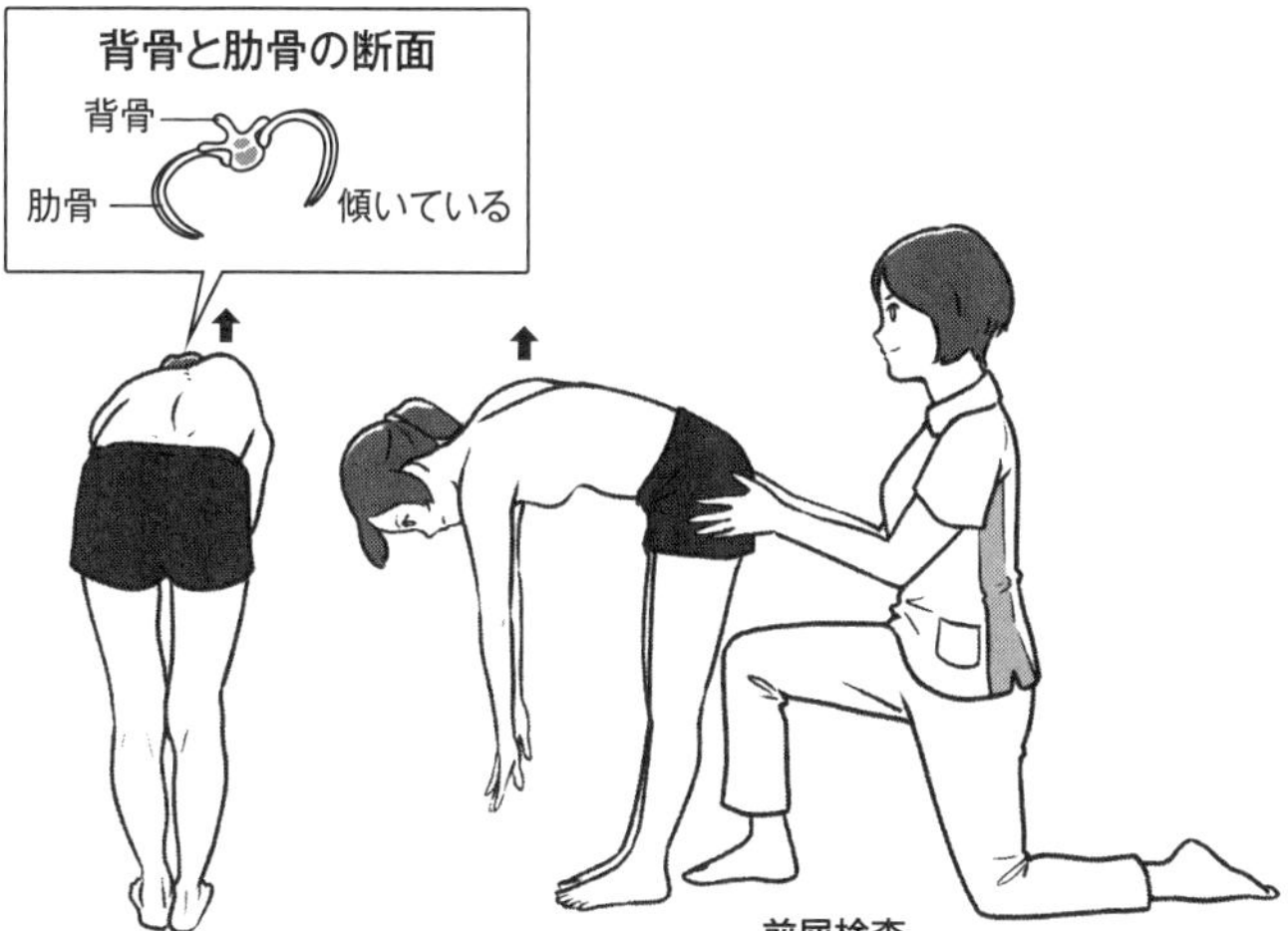

前屈検査

図 1-1-2　Cobb（コブ）角の測り方

（正面から背骨だけを取り出して見たレントゲン写真を元にした図）

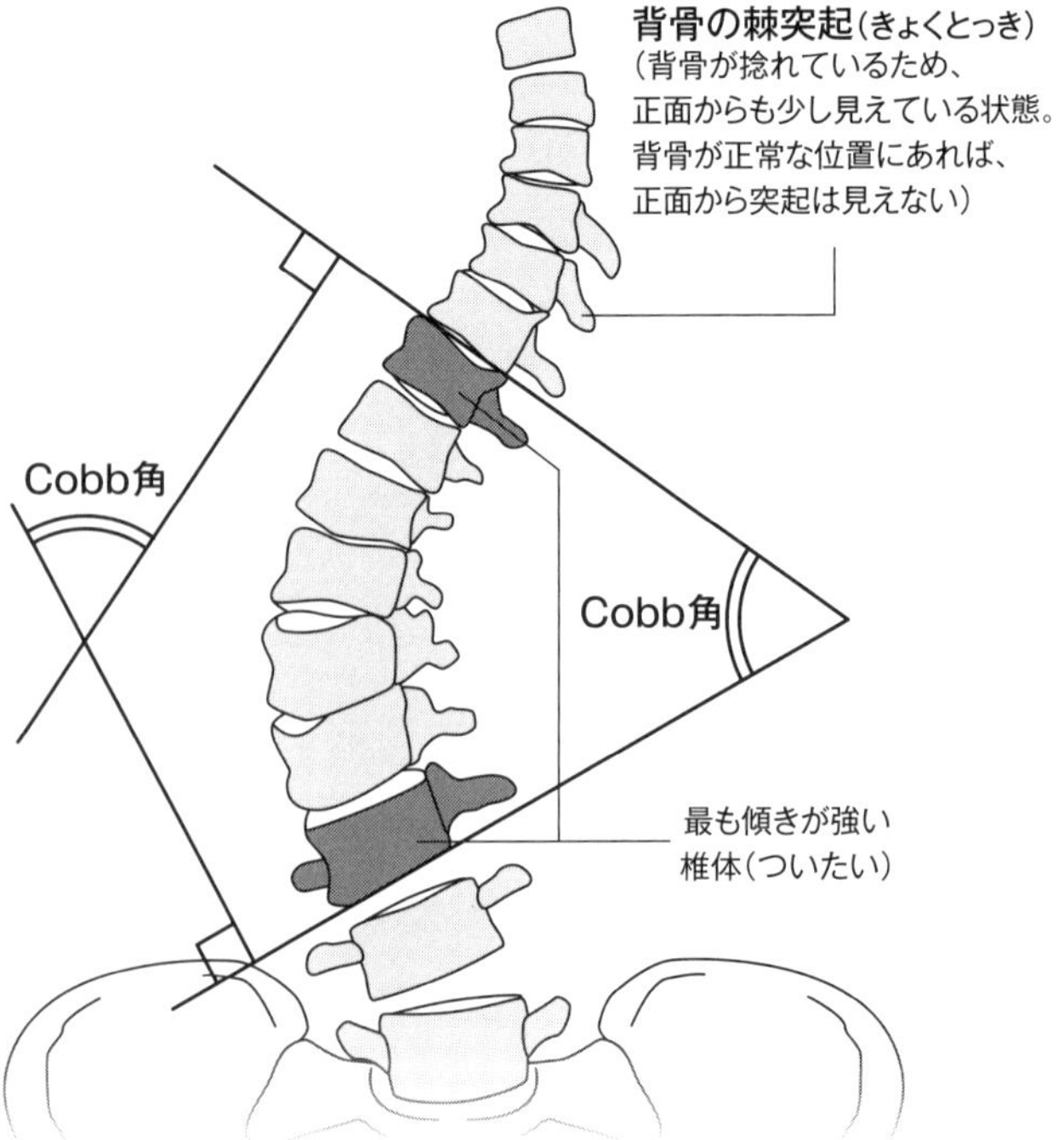

Cobb（コブ）角とは、レントゲン写真の背骨の上下で最も傾きが強い椎体から直線を伸ばし、その2本の直線が交差する角度のことをいう。
Cobb角が10°以上である場合に側弯症と診断され、現在の標準的な治療では、20〜45°で装具適応となり、45°以上で手術の対象とされる。

※注意：Cobb角は相対値のため、姿勢や重心、心の状態（緊張度）などにより一瞬で変化する（第4章・4-2 参照）。

いる」、これでは、側弯のお子さんとその両親は不安の日々を過ごさざるを得ません。**早期に発見されたにもかかわらず、また定期的な診察を真面目に受け続けたにもかかわらず、進行して手術に至るケースが多くあります。**

「早期発見して治療を受ければ進行を防げる」と、先の書籍の冒頭に述べられていますが、現実にはそのお子さんが「なぜ」側弯症になったのかという原因を探しだす努力もなく、また進行を予防する指導もされず、側弯症を改善する治療も行われていません。

どんな病気も同じですが、早期発見したときに、いかに早く病気の原因に対して正しくアプローチできるかが、病気の進行をくい止め、病気自体を早く治せるかどうかのカギとなります。その意味でも、早期発見時は、最も大切な時期なのです。未来のある若い側弯症の患者さんにとって、一番早く改善への道を開くであろう大切な時期に、ただレントゲン写真を診て経過観察している、これは由々しき問題だと思います。早期発見できたのなら、その子の側弯の原因を見つけだし、進行を止めて、できる限り早い改善・治癒ができるように必死で治療するのが、医療の本来の姿です。

少しきついことを言うならば、はたして3〜6カ月ごとのわずかな時間の診察で、医師はその患者さんのことを、どれだけ覚えていて、背骨を含めた体全体の変化がどう起こっているのかわかるのでしょうか。結論からいえば、「わからない」です。

仮にあなたが治療者（医師）だとして、側弯の患者さんと出会い、レントゲン写真を定期的に診て話をするとします。3〜6カ月後に患者さんにお会いしたとき、以前のことをどれだけ鮮明に覚えていますか？　とりわけ印象的な患者さんでもない限り、記憶にも残っていないのではないでしょうか。

年に1〜4回、レントゲン写真を診ているだけで、側弯症患者さんの微細な体の変化、例えば背骨の形と動きの違い、筋肉の緊張度の変化などを何も把握せずにいて、病気の原因や正確な改善・悪化の度合いがわかるでしょうか。

なお、後の第4章で詳述しますが、診察において、レントゲン写真は絶対的なものではないことも理解しておいてください。


学校の集団検診の話が出ましたので、これについて補足しておきたいと思います。脊柱側弯症は、思春期前後の児童の約1〜2％に見られる比較的頻度の高い疾患で、検診の該当学年（自治体により異なりますが、概ね小学5年生および中学2年生）で検査が行われます。東京都予防医学協会によると、2020年度の脊柱側弯症検診の実施件数は一次検査としてのモ（注）

アレ撮影で、小学生３万６５８３人、中学生で３万７６人、計６万６６５９人といわれており、このなかから二次検診として専門医の診察を経て直接Ｘ線検査を受けた児童は小学生１９１人、中学生５８２人、計７７３人となっています。

この疾患は、疼痛《とうつう》などの自覚症状をともなうことは少なく、外見上の背部変形を観察することで発見されるため、脊柱側弯症学校検診は大きな意味をもっています。しかし、検診内容は各自治体間でも一定せず、専門外の内科医や小児科医が内科検診と併せて行っている場合が多いのが実情といえます（参考資料『日本農村医学会雑誌』64巻5号「脊柱側弯症学校検診における問診票の保護者に対する効果」白石卓也）。

なお、現代医学では、側弯症は手術によって改善するもので、完治するとは考えられていません。

POINT

病気が早期に発見できたのなら、その原因をまず探し、すぐに治療を開始するのが医療の鉄則。3~6カ月ごとの短時間の診察では、側弯症の本当の変化はわからない。

（注）モアレ撮影……モアレ検査機器（側弯症検査で用いられる特定医療機器）で、ＬＥＤ光により体の

背面の3次元測定を行う撮影。測定データのモアレ（地図の等高線のような形状で表出する縞模《しま》様）状の縞が、背骨に沿って左右対称に広がっていれば陰性、左右非対称に広がっている場合には陽性（側弯症の疑いあり）とされる。

1-2

〈悲しい現実②〉装具では側弯の改善は期待できない

整形外科での特発性側弯症の治療法は、保存療法と手術療法の2つに大きく分けられます。保存療法とは、手術以外の治療という意味で使われています。現在、保存療法でおもに行われているのは装具療法です。

装具療法とは、硬い装具を体につけ、側弯変形を矯正することを目的にしています（次ページ・図1-2）。しかし、現実は装具をつけている間は、それなりに変形は矯正されていますが、外すと時間とともに**元に戻ってしまいます。**悲しいかな、**矯正効果は期待できないのが現状**です。そのため装具療法の最終目標は、側弯変形を進行させない予防として考えられていますが、残念ながら予防すらもなかなかできません。その理由は次項をご覧ください。

このことは、『子どもの背骨の病気を治す』（下《しも》出《で》真法《まさのり》著、講談社）という著書のなかで、脊椎・脊髄外科が専門の整形外科医師である下出先生が、「装具療法にあまり期待しないほ

図 1-2　側弯症治療で用いられる装具

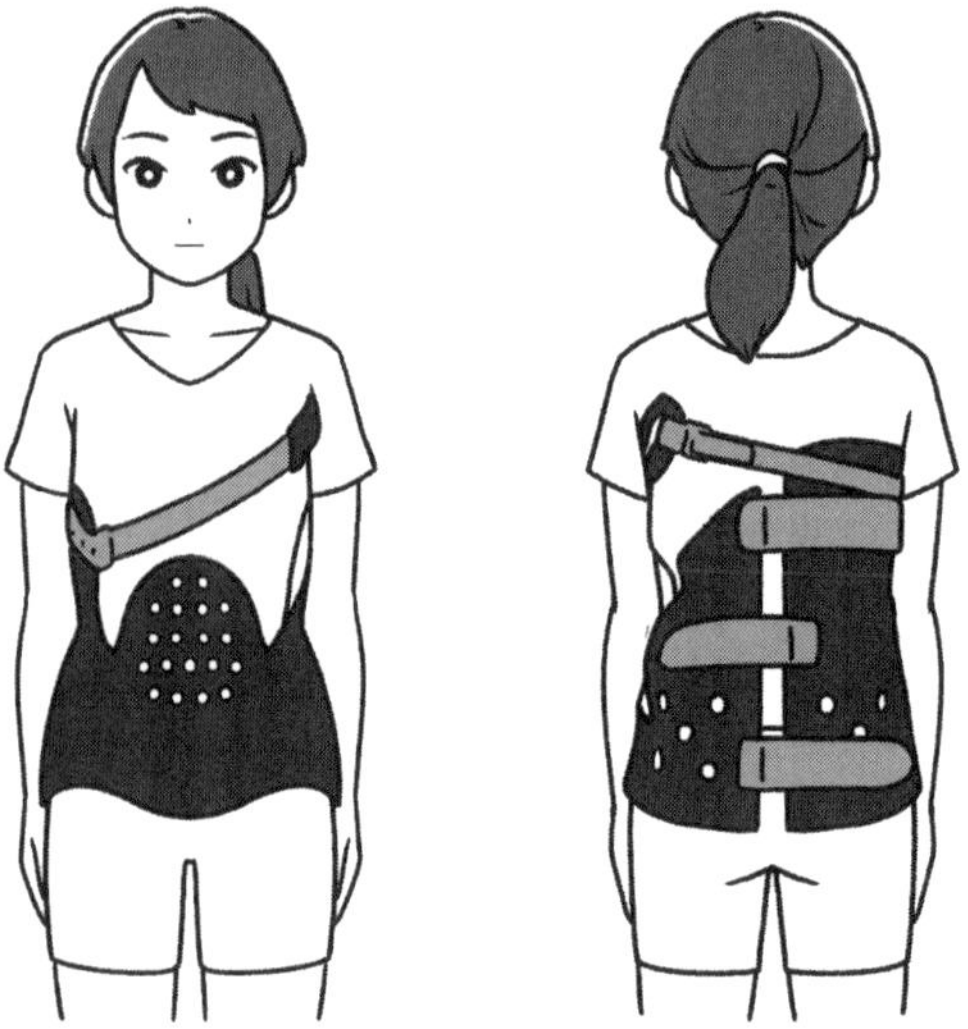

アンダーアーム型装具（イラストは「OMC ブレース」と呼ばれるタイプ）

うがよいのが現実です。また装具をつけること自体がかなりきついので、つける人によっては決して楽なものではなく、むやみにつけるとかえって有害なものとも言えます」と正直に述べられています。

実際にこれまで、10代の頃に装具を長期間つけられた経験をもつ30～40代の患者さんが当院に何名も来院されていますが、「つらい思いを長い間したけれども何も効果がなかった」と言われます。そのうちの一人は、少しでも良い効果が得られればと小学校高学年から中学校生活の3年にわたる長期間、毎日装具をつけ、就寝中も体が自由に動かないつらさと苦しみに耐え続けました。にもかかわらず、手術する角度にまで進行してしまったのです。これはほんの一例にすぎません。装具の効果については、実際に装具を使った多くの患者さんの「その後」の症状を診ても、大いに疑問視されるべき問題です。

POINT

装具を頑張って長年にわたり装着し続けても、矯正・改善の効果は乏しく、進行の予防は期待できない。

1-3

〈硬い装具の問題点①〉
背骨を支える筋肉の力が弱る

40年ほど前（1980年前後）に腰痛のある高齢者の方たちの治療法として、今の側弯症の装具と同じような「硬い装具」がつくられていました（図1-3）。腰痛もちの高齢者の方に硬い装具をつけると、背骨がしっかりと支えられ、見た目がきれいな姿になります。また背骨まわりの負担が少なくなるために、装具をつけた当初は腰痛が和らぎ姿勢も良くなります。しかし、長い期間その装具をつけていると、次第に背骨を支える筋肉が弱り、装具を外すと装具をつける前よりもかえって背骨が曲がり、腰痛も悪化しました。

美しい姿勢を支えるのは背骨まわりの筋肉です。長い間、硬い装具をつけた結果、大切な背骨を支える筋肉が弱ってしまい、美しい姿勢を保てなくなったのです。この教訓から、硬い装具は弊害が大きいため、今では腰痛の治療としては使われなくなりました。

これと同じようなことが他にもあります。硬い装具ほど強力ではないですが、女性が自分

図 1-3　硬い装具

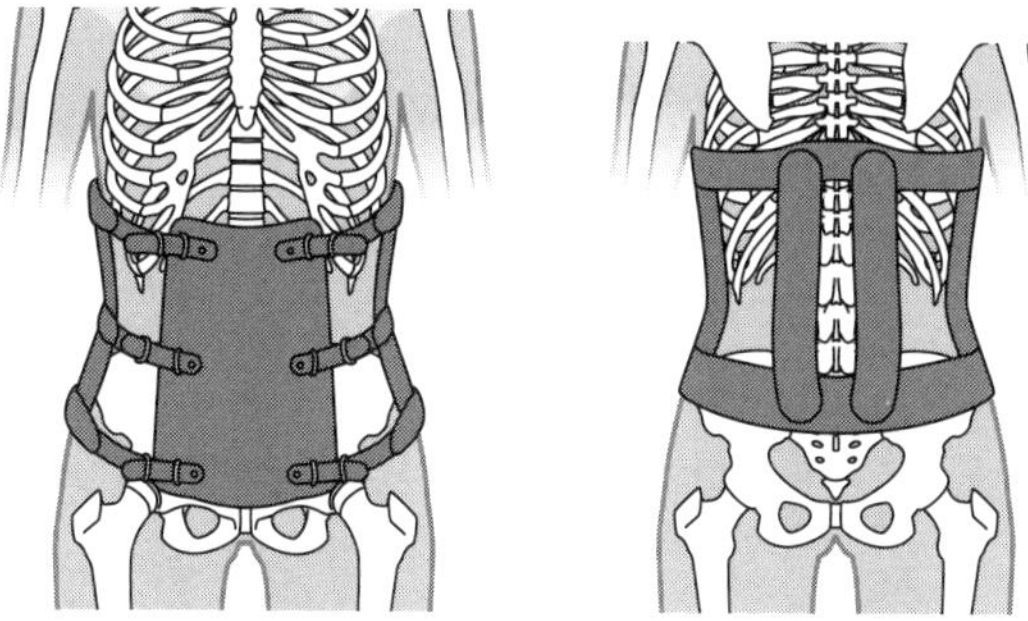

動きをなくす「硬い装具」は筋肉の力を弱める
長期間装着 → 背骨の支持力低下 → 姿勢不良

の姿勢を美しく見せるために体を強く圧迫して締めつける補正下着です。これも、補正下着をつけているときは無理やり姿勢を矯正しているので美しい姿勢に見えますが、脱いでしまえば元どおりの姿勢に戻ります。補正下着もまた、長期間つければつけるほど、美しい姿勢を保つための筋肉が弱くなり、補正下着を使用する前よりも体の形が崩れて姿勢は悪くなるのです。

そればかりか、必要以上に加える強い圧迫により、皮膚を傷め、血液・リンパの流れが悪くなり、呼吸が浅くなり、泌尿器の機能が低下します。こうしたことは循環器や呼吸器、泌尿器、皮膚などの病気を引き起こすことへとつながっていきます。

逆に、**ファッションモデルなど姿勢を美しく**

見せる職業の人たちは、毎日の歩行や運動で筋肉を鍛えることによって体を引き締め、健康的できれいな姿勢を保っています。誰もが知る自然の摂理です。

にもかかわらず、側弯症の治療だけは、硬い装具で矯正した姿勢で動かさない方法が取られています。**側弯症の多くのお子さんは、骨が細くて筋力が弱い華奢《きゃしゃ》な体形です。**理由は、患者さんの傾向として、どちらかというと大人しい性格で、日常的に歩行量や運動量が少なく、座っている時間が長い子が多いためです。そうした筋肉の力が弱いお子さんが側弯症にかかりやすいといえるでしょう。

しかし、このようなお子さんが長時間かつ長期間、運動を制限する装具をつけたらどうなるでしょうか。しかも学童期から思春期にかけては、子どもが最も活発に動きまわる年頃で、体を支える筋肉の力が飛躍的に増す大切な時期です。装具をつけることによる深刻な影響は、説明するまでもありません。なぜ、背骨を支える筋力を弱めてしまう装具を側弯症の子どもにつけさせるのか甚《はなは》だ疑問です。

ある時、当院に小学校高学年の女の子をお父さんが連れてこられました。重度の側弯でした。そのお子さんは病院で骨折治療のときに使うギプスをグルグルに巻いて入院治療をされました。一般的には側弯症の治療で背骨にギプスを巻くようなことはしませんが、なぜか、その時は装具の代わりにギプスが使われたそうです（装具よりもギプスのほうが固定力は数段高くなります。ただ、「脊椎カリエス」という病気の治療でギプスが用いられていたときに、その効果がなかったために現在ではほとんど使われなくなっています）。退院後ギプスを外したところ、側弯が一層進行してしまったとお父さんが嘆いていました。**つらい装具を長い期間頑張って真面目につけていても、それらを外した途端に悪化していくのは、背骨を支えるまわりの筋肉の力が衰えたことが原因**なのは明らかです。

まさに高齢者が硬い装具をしたことで背骨のまわりの筋力がかえって衰えてしまい、結果的に一層姿勢が悪くなった状態と同じでした。

現在行われている側弯症の装具療法は、患者さんの筋肉の発達やその子の将来を考えた治療法ではないことがわかります。今まで「科学的根拠に基づいた」といわれていた治療法は、大きな間違いだったと言わざるを得ません。側弯症のお子さんの将来を本当に考えるなら、早急に治療法を見直すべきです。

POINT

側弯症のお子さんの多くは背骨を支える筋肉の力が弱い。硬い装具を長時間かつ長期間つけるとより一層筋肉の力が弱くなる。

1-4

〈硬い装具の問題点②〉すべての機能が低下する

子どもの発育・成長期において、運動制限を余儀なくされる硬い装具の問題点について、別の角度からも指摘しておきたいと思います。

人の体の柔軟性を誕生から最期までとおして見てみると、生まれたばかりの赤ちゃんはつきたてのお餅のようにフニャフニャでとても軟らかく、学童期の子どもたちも柔軟性がありよく動きます。そして成人になると適度な硬さになり、体はしっかりします。さらに年を重ねていくと体はドンドン硬くなり、高齢になると体が硬くて動くのがやっとになります。そして動きを失うと死を迎えます。これが人の一生です。

若さとは、ひと言でいうと「躍動感」です。元気な子どもは体が軟らかく、ゴムまりのように飛び跳ね、ピチピチとした若者は瞬敏でしなやかな動きをします。心も体も活力に満ちあふれています。私たちの体はよく動くことで血液やリンパ、そして脳脊髄液（背骨のなか

図1-4　廃用性症候群：動かないことで起こる症状
（機能低下の症状）

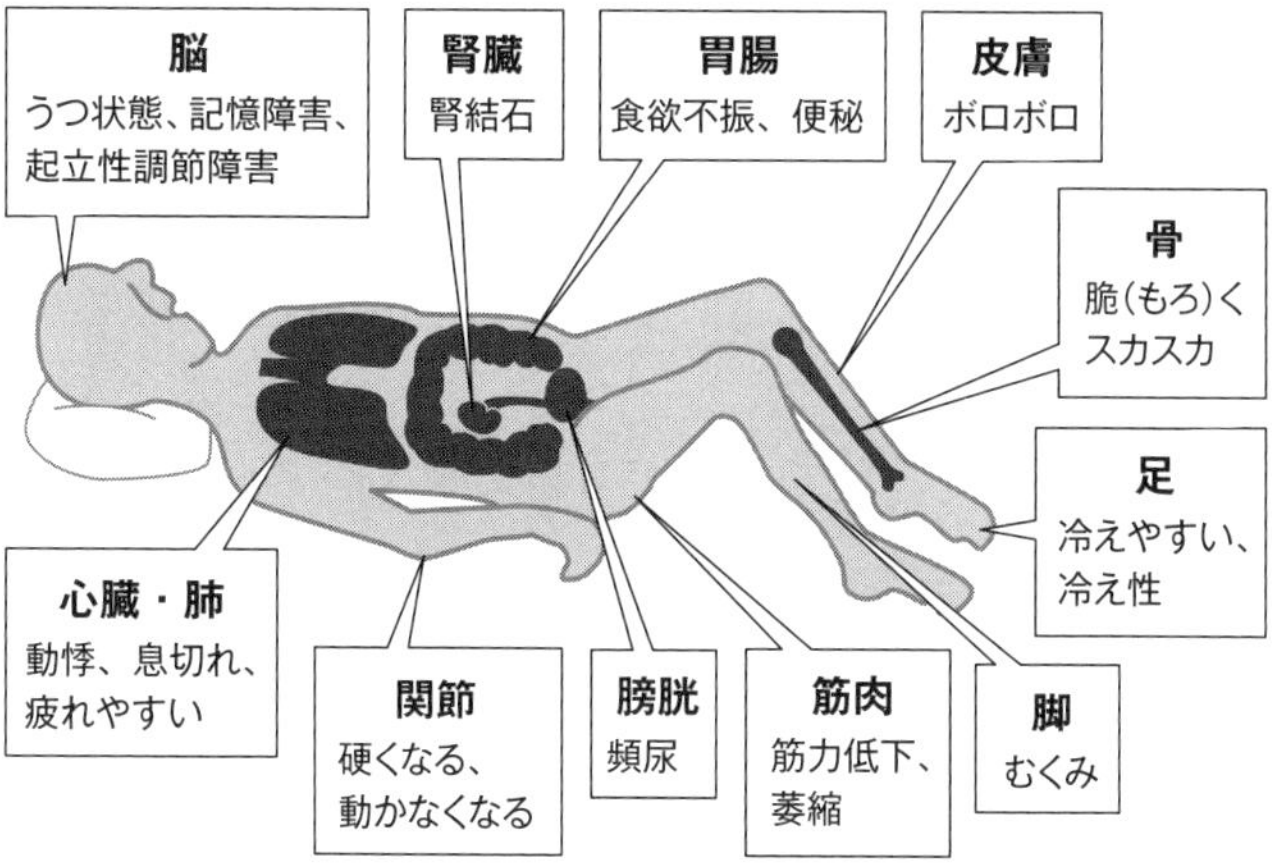

を流れ、脳を循環する液体）など体内の水分の流れが増して、脳や呼吸、内臓などの機能が高まるしくみになっているのです。

　年老いて体が硬くなりあまり動かなくなると、また不幸にして病気や障害で体が動かなくなると、体のすべての機能は衰え、心も体も活力を失います。動きが減少してその期間が長く続くと、体は機能低下の状態となりさまざまな症状が出ます。こうした状態を「廃用性症候《はいようせいしょうこう》群《ぐん》」といいます（図1－4）。そのため、現在の医療や福祉の現場では、体を動かさないことで起こる廃用性症候群をまねくのを防ぐために、積極的に体を動かすことが推奨されています。さまざまな病気の回復期にあたるリハビリ用プログラムに、運動の要素が多く取り入れられているのもこうした理由からです。

ところが側弯症の治療法だけは、とても恐ろしいことに「できるだけ長期間、動きの制限をすること」が求められています。人の骨や筋肉、肝臓などの内臓は20歳ぐらいまで成育します。そのため、繰り返しになりますが、学童期から思春期は積極的に体を動かすことによって骨や筋肉、内臓、そして脳がしっかり育つ大切な期間なのです。

このような**心と体の成育期に、運動制限を強いる装具を長期間つけさせたら、そのお子さんの本来育つべき丈夫で活力のある元気な心と体の機能獲得を妨げることになるのは明らかです。**体全体の機能や子どもの発育を広い視野で見た場合、現在行われている側弯症の装具治療は、「科学的根拠」から程遠いといえます。

もちろん、装具は絶対にダメだと言っているわけではありません。骨折などの治療で一時的に短期間、どうしても固定しないといけない場合には当然必要です。ここは誤解しないでいただきたいと思います。しかし、背骨がわずかに曲がっているだけで、その子が本来もっている若さの証《あかし》である「しなやかな背骨の動き」を制限してなくしてしまうことは、あまりにも不自然です。その子の将来にわたって起こる問題やリスクを思えば、装具治療を真剣に考えなおすべきでしょう。

POINT

学童期～思春期は活発な動きのなかで、骨や筋肉、内臓機能などが成熟する。動きを制限することは、すべての機能の発育を阻害する。

1-5

〈悲しい現実③〉手術の効果と限界

先ほど1-2でもふれた下出真法先生が『子どもの背骨の病気を治す』という著書のなかで、側弯症の「手術の効果と限界」について、次のように丁寧に述べられています。長くなりますが、手術の現実を知るうえで重要な箇所ですので、抜粋してお伝えいたします。なお、便宜上、部分的な引用で語句をつなげさせていただきました（編集部注：引用文中の傍線は著者による）。

「脊柱変形の手術は最近めざましく進歩し、強力な矯正が安全にできるようになってきました。手術後の安静や生活上の制限も、ひと昔前の手術とくらべるときわめて簡単で楽なものになっています。しかし、手術をすれば正常の背骨にもどるわけではありません。いくつかの限界があります。

まず第一は、手術をしてもある程度の変形は残るという限界があります。背骨の変形は急におこるものではなく、数年かかって徐々におこるもので、背骨のまわりの筋肉や靭帯、背骨の中を通っている脊髄というたいせつな神経、そのほか体の中の内臓など体中のすべてのものが変形した背骨になじんだ状態になっています。これらをまったく無視して、背骨だけのことを考え手術でいっきにまっすぐにしてしまうことには大きな無理があり、かえっていろいろな障害をおこす危険があります。というわけで、手術をすれば背骨の変形は完全になおりまったく正常の形の背骨になるというわけではありません。なるべく正常にちかい背骨の彎曲にもどすのですが、体に悪い影響のでない範囲内でという、限界があります。個人差はありますが、だいたいの目安は変形の角度でいうと半分強というところです。角度が六〇度程度の変形なら、手術をすると二〇～三〇度までは安全に矯正できますが、それ以上は危険をともないます。

第二は、（曲がった脊柱を矯正して元に戻らないように固定する方法が行われるため、）手術をした部分の背骨は動かなくなるという限界があります。

第三は、手術の傷の問題です。だいたい二〇～四〇センチメートルの傷が残ります。」

図 1-5　側弯症の手術

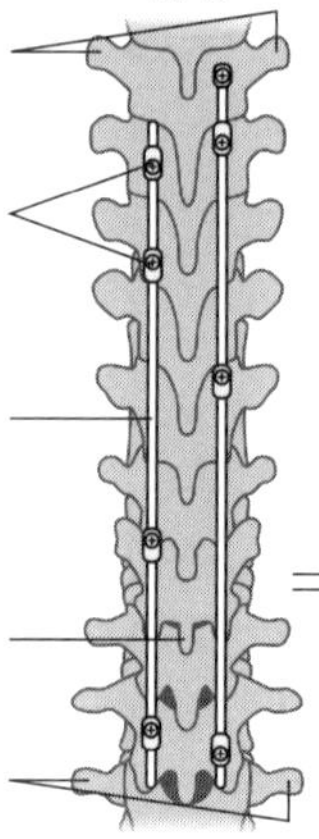
背骨
横突起
（おうとっき、胸椎）
背骨の両サイドに
金属製の部品をつける
金属棒
棘（きょく）突起
肋骨突起
（腰椎）
胸椎
腰椎
背骨の形は改善しても……
背骨の大切な働き
「柔軟性」「弾力性」
そして「順応性」は失われる。
子どもの将来にとって、
はたして本当に
それで良いのでしょうか?

その他にも、手術の危険性はゼロではないこと、手術によって合併症（循環不全、呼吸不全、腸管麻痺、手術部の感染など）も起こる可能性があることがあげられます。

さらに手術の後遺症として、

第一は、手術の傷があります。「脊柱変形の矯正手術の傷はだいたい二〇～四〇センチメートルほどになりかなり長いもので目立ちます。傷に対する強いコンプレックスをもつ人もいます」。

第二は、「体の動きが悪くなることです。手術により背骨の変形は矯正されますが、その形で固定されます。手術を受けた部分の背骨の動きはなくなるわけです」。

その他にも「現在背骨の変形にたいしておこ

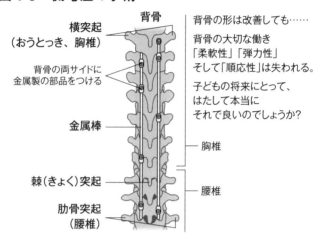

なわれているような（背骨の一部を固定する）手術の歴史は浅く、手術を受けて高齢になった方はそれほど多くありませんので確実なところは断言できませんが、将来なんらかの問題をおこす例がでてくる可能性は否定できません」。

これが長年、側弯症を診てこられた現場の医師の忌憚《きたん》のない意見なのです。

実際に手術をされた患者さんが当院にも来られますが、多少外見は良くなるものの、手術で固定されてしまった部分が動かないため、例えばペンなどを床に落としたときに、「背骨を自由に曲げることができず、いちいちしゃがんで拾わなければいけない。手術前は前かがみで簡単に取れたのに……」と嘆いていらっしゃいました。日常生活において、背骨が動かないことによる不自由さが生じるということです（図１－５）。

POINT

手術にはある程度の矯正効果があるが、その限界と生涯にわたる後遺症などの問題は避けられない。将来的に何らかの新たな問題を引き起こす可能性も否めない。

1-6

特発性側弯症の治療における大きな矛盾

体の一部分を固定することの最大の問題は、生命活動の機能が落ちるということです。例えば、交通事故などで骨折した場合は長期間ギプス固定を余儀なくされることがありますが、長期間固定して関節の動きを止められてしまうと、筋肉の伸び縮み（筋ポンプ）ができなくなり、その部分の血液やリンパの流れを阻害することになります。すると、血液の循環を担っている筋ポンプの働きが止まってしまい、各細胞や組織に酸素や栄養分を提供し、いらなくなった老廃物や二酸化炭素、熱を除去するという働きがスムーズにいかなくなってしまいます。固定された部分の毛細血管の循環が阻害されると、細胞や組織の機能が低下し、熱による変性や萎縮が起こります。また、筋肉や筋膜などの軟部《なんぶ》組織（体をつくっている組織のうち、臓器や骨格以外の組織の総称）は滑りにくくなって伸びなくなり、癒着《ゆちゃく》を起こす場合もあります。

このように固定された部位は、弾力性のない硬い組織として触診できます。しかし、一時的な固定で起こる部分的な機能低下や運動制限であれば、ギプスが取り除かれた後に**積極的に関節や筋肉を動かせば再び元の状態に戻ります**。

ところが側弯症の手術の場合、金属で背骨を固定して骨を癒合《ゆごう》させます。ですから、背骨の大切な動き自体が失われてしまうのです。たとえ、外見上ある程度は美しく矯正できたとしても、背骨のもう一つの大切な特徴である「しなやかによく動く」こと、そしてその動きにともなう活発な生命活動や機能は将来的に問題がないのかどうか、非常に心配です。

医学博士Ｋ・Ｆ・シュレーゲル整形外科医が『シュロス法による側弯症治療』（クリスタ・レーネルト・シュロス／ペートラ・グレブル著、中村尚人日本語版監修〈ガイアブックス〉）のなかで、次のように述べられています。

「側弯症治療の問題は、保存的治療と外科的治療のいずれの領域においても解決されていない。何十年も研究がなされ、治療過程が複雑に高度化しても、このことに変わりはない。治療で常にまず求められるのは、脊柱変形の矯正および矯正された状態の維持である。多大な労力を注ぎ術前・術中・術後処置を行えば、これは可能である。だが、矯正後に脊柱の大部分が固定されることが理想的な治療といえるだろうか？　高額な治療費をかけて美容的矯正手術を行った結果、側弯は軽減しても脊柱全体が固定された患者は、矯正手術を行わなかった場合に比べて、生命予後は良好だろうか？　これは、手術後の患者の生きる喜びの表れにより判断しうる。また、労作時の負荷および弾力性（負荷能力）という観点から見た手術の正しさについても、縦断研究が行われておらず、まだ証明されていない。手術は、最終的に、客観的な身体的状態だけで決断されるのではなく、動機も重要となる。とはいえ、患者は、手術後に日常世界に戻ってから、手術の動機に疑問を持つ場合もある。したがって、患者にとって身体的だけでなく精神的にも好影響となる治療を提案すべきである。」

私が医療の世界に入った40年前頃は、今ほど機能訓練やリハビリが病院のなかではさかんに行われていませんでした。病気になった場合は、安静にしてゆっくり養生することに重きが置かれていたのです。しかし、急性期の症状が落ち着いた後も安静にして長い間じーっと体を動かさずにいることは、図1－4でもふれた「廃用性症候群」であるように、むしろその患者さんの心と体の両方の機能を衰えさせることがわかってきました。

図 1-6　人は動くことで健康になる

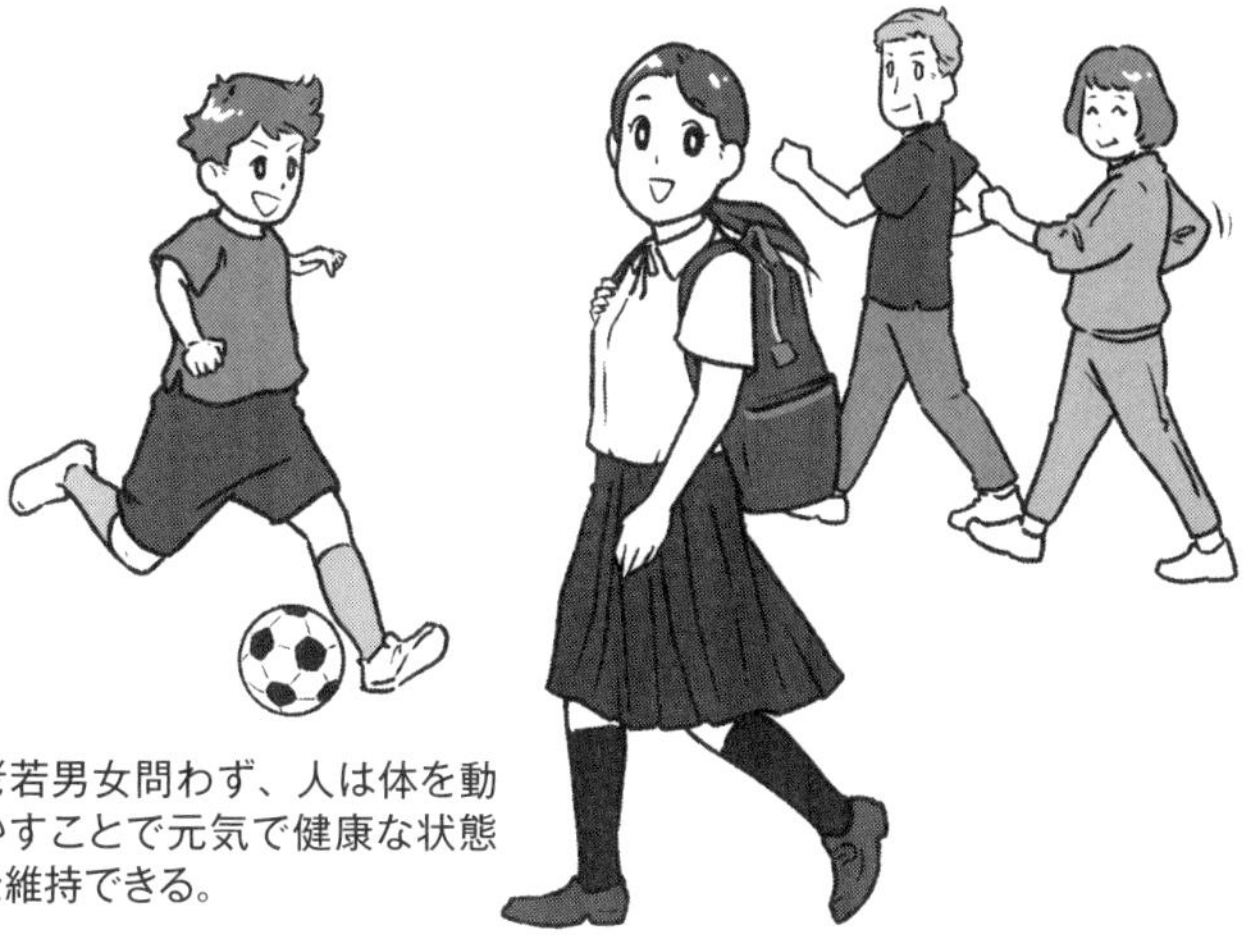

老若男女問わず、人は体を動かすことで元気で健康な状態を維持できる。

今では骨折やケガの回復期、脳血管疾患だけでなく、心臓や肺などの手術後のリハビリ、高齢者の機能回復訓練等々……、すべての治療のカギは、「いかに早期に積極的に体を動かしていくか」だといわれています。元の元気な健康状態にまで回復できるか否かは、ここにかかっていると言っても過言ではありません。

病気の治療だけではありません。健康志向が高まった昨今の社会では、子どもからお年寄りまで「元気な体をつくり健康を維持するためには、歩行や運動で体を動かすことが大切である」ということが常識になっています。

ところが特発性側弯症の治療法だけは、時

代と逆行する「**体の動きを制限する**装具をできるだけ**長時間・長期間**つける」ように指導されます。それでも解決できないときは「手術によって**背骨の動きを止める**固定法」が用いられます。

体を動かして元気で健康になることとは、逆の治療法が現在なお主流になっています。しかし、それでは未来のある子どもが大きな問題を一生抱えることになってしまうでしょう。

私が本章で皆さんに（患者のご家族をはじめ、治療にたずさわる方々にも）お願いしたいことは、背骨をまっすぐにするために矯正固定手術が行われていますが、たとえ背骨の形が整ったとしても、その子の本来もっている背骨の動きや体の機能が生涯にわたって十分に発揮できなくなることを考えたら、本当にそれが良いのかどうか、一度立ち止まって見直してほしいということです。

POINT

人は動くことによって体の構造や機能を構築してきた。人が生きるうえで大切な「動き」を制限したり失うことになる治療は、より良い治療法といえるだろうか。

治療症例1　装具や手術なしで側弯症は改善する

側弯症が装具や手術をしないで改善した症例をいくつかあげます。

まずは初診時15歳のＡさん。

小学校の集団検診で側弯症を指摘され近所の整形外科を受診したところ、レントゲン検査でＣｏｂｂ角は胸椎21°、腰椎32°の診断でした。その後、大学病院の側弯症専門医を紹介されました。大学病院では側弯症の進行予防のために装具療法を勧められ、すぐ作製されました。そして「装具をできるだけ長時間装着するように」と言われたそうです。

しかし「なんとか装具をつけないで側弯が改善できないか」ということで中学生になって当院を受診。実際に装具をつけられた多くの側弯患者さんの体験談や私の治療体験から、「側弯装具を頑張ってつけても改善は難しい」ことを説明しました。そしてＡさん親子に日常生活の様子を細かくお聴きし、側弯症の原因を一つずつ見つけて取り除く治療を重ねました。

2年半の治療に加えて生活習慣の改善と自宅での歩行療法を頑張った結果、Cobb角は胸椎17°、腰椎18°となり、一見しても側弯症とはわからない状態にまで改善しました。来院してからは一度も装具を装着しないで改善できました。


次に、初診時15歳のBさん。

13歳のときに中学校の集団検診で軽度側弯症を指摘され、Cobb角は15°と診断されました。

当院受診後は側弯症の原因の生活習慣をあらためてもらい、左右のバランスを整える治療を週1回続け、約7カ月後には15°が6°にまで改善しました。


最後に初診時15歳のCさん（写真）。

中学校の胸部レントゲン検査で側弯症を指摘されました。

民間療法の木型治療具を購入し自宅で治療を続けましたが、側弯症が進行。担当の側弯症専門医からは「治すには手術しかない」と早く手術をすることを強く勧められていました。

しかし、ご両親の「なんとか手術しないで治してあげたい」という切なる思いから遠方よ

治療症例1（Cさん）

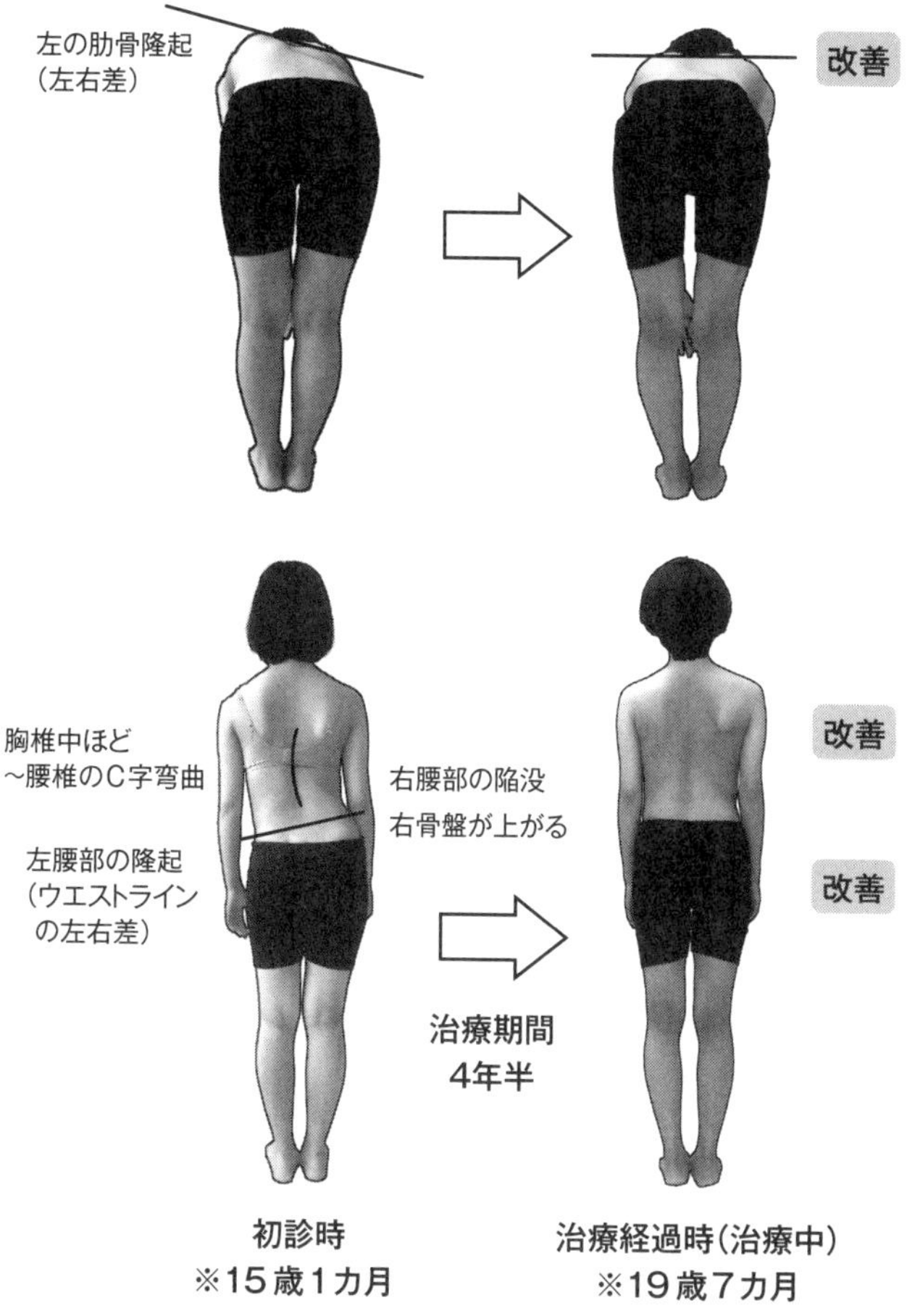

肋骨隆起：胸椎部の肋骨の外側・後方の盛り上がり。前かがみでより顕著になる
腰部隆起：腰椎部の外側の後方の盛り上がり。前かがみでより顕著になる
骨盤の傾き：骨盤（腸骨稜〈ちょうこつりょう〉）の高さの左右差

り来院。日常生活の様子をお聴きし、家庭で日常どんな姿勢で過ごしているか写真を撮ってきてもらい、側弯症の原因となっている姿勢をあらためてもらいました。それから約4年半、遠方より毎週1回来院され、頑張って治療を続けた結果がこの写真です。

これらの症例から、装具をしなくても手術をしなくても、日常生活を見直すことで側弯症は改善することがわかっていただけると思います。

第2章

背骨のつくられ方と役割

世の中には、病気や健康に関する情報があふれています。インターネットや雑誌などに掲載されるそれらの情報のほとんどは、病気の症状および、簡単に症状をなくす方法というハウツー（How-to）です。この病気には、この薬、このサプリメント、この運動、この食べ物……。

「私はこれを食べて、これを飲んで、この運動をして治った」というのが一般的にもてはやされています。しかし、「魔法のような解決策」と謳《うた》われるものの多くが、「体の構造としくみ」の生命科学の基礎に基づいた解決策ではないために、根治《こんじ》治療としては意味をなさない情報なのです。

特発性側弯症についての情報も同じですが、原因についての記述はとくに少なく、「この体操が良い」「この器具を使えば効果がある」「このストレッチをすれば治る」等々、曖昧《あいまい》なハウツーの治療ばかりが目につきます。患者さんのご両親は、こうした情報をたくさん集めると、「この子の側弯症を治すためには、あれもしなければいけない、これもしなければいけない」となり、「私たち親子はいったい何をどうしたらいいの……」という心境におちいってしまいます。

ここで予《あらかじ》めお断りしておきますが、本書は側弯症を治すための「簡単なコツ」や「魔法のような解決策」を紹介するものではありません。むしろ逆で、巷《ちまた》で紹介されているような治療のハウツーではなくて、「体の構造としくみ」の基礎に基づいて、「なぜ側弯が起こるのか」「なぜ装具や手術は問題があるのか」、そして「側弯症を治すにはどうしたらいいのか」を深くご理解していただけるように構成しています。治療からは少し遠回りになりますが、頭のなかがきちんと整理できれば、先の見えない不安や心の迷いが晴れます。そして、「生命のしくみ」の裏付けのある側弯症の治療法が得られるはずです。

第2章では、これから側弯症の原因と治療法を考えるうえで最も大切な基礎となる「背骨のつくられ方と役割」について詳しく見ていきましょう。

2-1

骨の形のつくられ方

私たちの骨は、生まれたときにはまだ完成していません。新生児のレントゲン写真を診ると、頭や胸郭の骨は比較的よく発達していますが、骨盤や手足の骨については、骨と骨の間には軟骨が広がり、空間があります（図2-1-1）。

軟骨が豊富な乳幼児は、体も軟らかく動きもしなやかです。赤ちゃんは手足を忙しく動かしますが、発育とともに、寝返り、ハイハイ、つかまり立ち、ヨチヨチ歩き、かけっこなど活発な運動をとおして軟骨部にカルシウムなどが沈着し、次第に硬い骨になっていきます（図2-1-2）。軟骨から硬い骨への置き換え（骨化《こつか》）は、20～25歳になるまで続きます。

骨の形成過程には2つの段階があります。第1段階として、遺伝プログラムによってお母さんのお腹のなかにいる期間に、胎児の発達過程でおおまかな形がつくられます。そして出生後の第2段階として、本人の**運動や姿勢によって骨の最終的な形が決定**します。

図 2-1-1　骨の形成（骨化）

出生時には、下半身より上半身を中心に
骨化が起きている。
日常の動きによって骨化が進み、
20～25 歳まで続く。

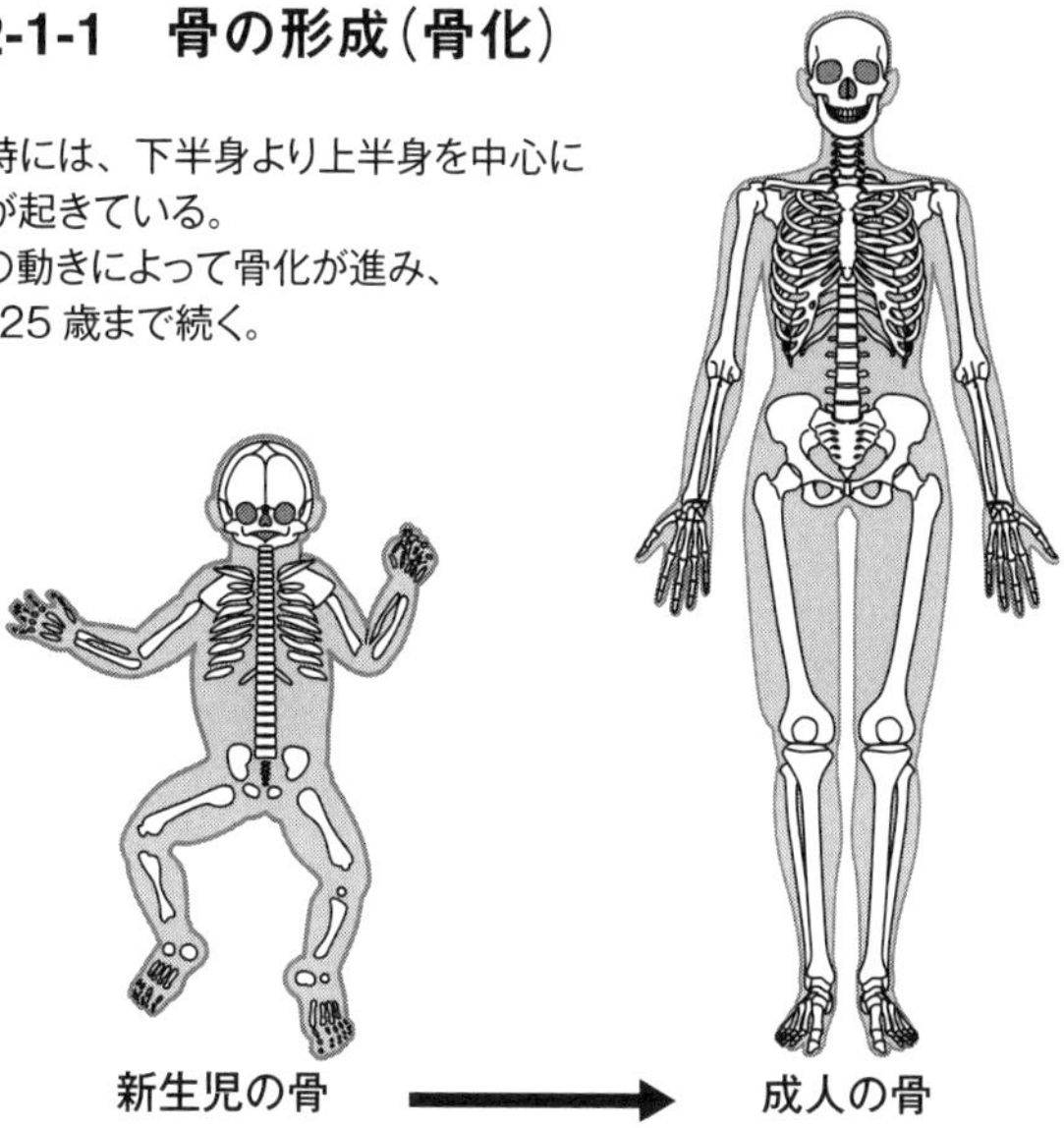

出典：『エンドレス・ウェブ』R. Louis Schultz / Rosemary Feitis 著、
鈴木三央 訳（市村出版）を参考に作成

図2-1-2　足部の骨化

歩行によって骨化し、
骨が形づくられる。

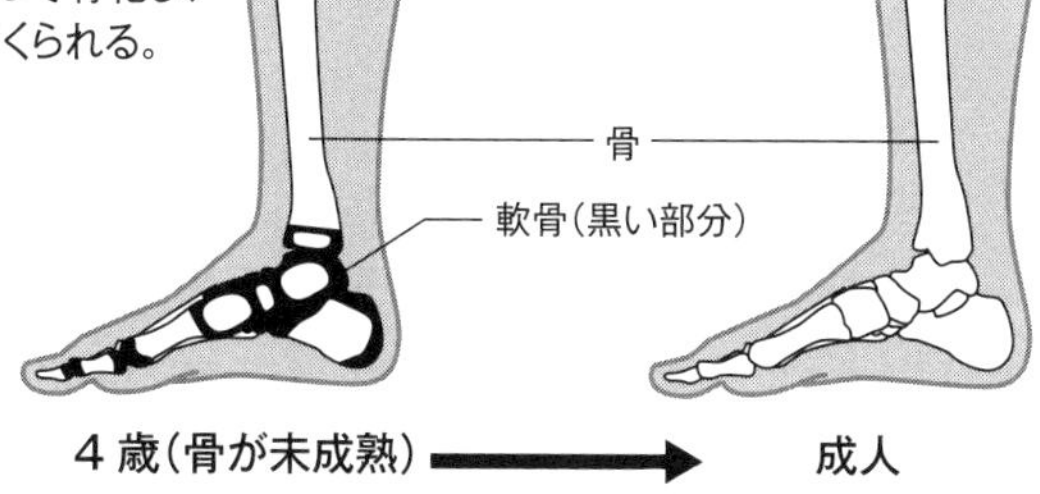

出典：『エンドレス・ウェブ』R. Louis Schultz / Rosemary Feitis 著、
鈴木三央 訳（市村出版）を参考に作成

私たちの体が生涯変化し続けるように、骨も環境の変化により生涯形を変えていきます。骨は体を動かさないと弱くなり、細く薄くなります。逆に運動や体重の重み（荷重《かじゅう》）をかけるとより強く、より太く、より厚くなります。また、私たちの体は曲がった姿勢が続くと、骨は結果としてその姿勢に適応するように形を変えていくのです。一時的な病気や栄養失調によっても変化します。運動や姿勢での骨の形の変化は、1カ月や半年程度では起こりませんが、数年かけて起こってきます。

私たちの骨（骨格）は、その個人がどのような人生を歩んできたか、どのような日常生活を過ごしてきたかによって形が大きく変わります。歩んできた人生が一人ひとり違うために、個々人で異なった独自の骨の形（骨格）がつくられるのです。

「側弯症」とひと言で括《くく》られますが、その曲がり方にはいろいろな形があります。それは、日常の生活習慣が個々に違うためです。共通の原因はありますが、誰ひとりとしてまったく同じ原因ということはないのです。これが、側弯症の患者さんの原因を見つけるにあたり、患者さん一人ひとりの日常生活を知るための丁寧な問診と動作観察が必要となるゆえんです。

乳幼児期側弯症の原因の一つに、「這《は》えば立て、立てば歩めの親心」などといわれるように、ご両親がお子さんの早い成長を願って早期に無理やり立たせてしまうことがあります。
また、狭い住宅事情やモノにあふれた室内のために、背骨の骨や筋肉を育むハイハイの運動を十分にする期間がないまま立って歩いてしまうことがあります。これも側弯の原因となります。立って歩くための骨や筋肉が未成熟のままで歩いてしまうと、背骨は曲がってしまうのです。

POINT

骨の形（骨格）は2段階で発達。まずはお母さんのお腹のなかで遺伝プログラムによりおおまかな形がつくられ、次に出生後の運動や日常における姿勢で最終的な形が決定する。

2-2 背骨の形は生涯変化し続ける

人の背骨を前後の方向から見るとまっすぐです。しかし、横から見ると首の部分の頸椎7個は前弯《ぜんわん》（前に向かって凸弯曲《とつわんきょく》）、背中の部分の胸椎12個は後弯《こうわん》（後ろに向かって凸弯曲）、腰の部分の腰椎5個は前弯しています。**この形を背骨の生理的S字弯曲**といいます（図2-2-1）。

しかし、この背骨の理想的な「S字形」弯曲は、生まれたときからこのような形をしているわけではありません。発育・成長の過程で、立って歩く「直立二足歩行」の結果、できあがっていきます。

58ページ・図2-2-2は、人の生涯における背骨の弯曲の変化と、進化にともなう行動様式の変化における背骨の弯曲の変化を示したものです。

お母さんのお腹のなかの胎児や生まれたばかりの赤ちゃんの背骨は、魚と同じで全体が丸

図 2-2-1　背骨の生理的 S 字弯曲

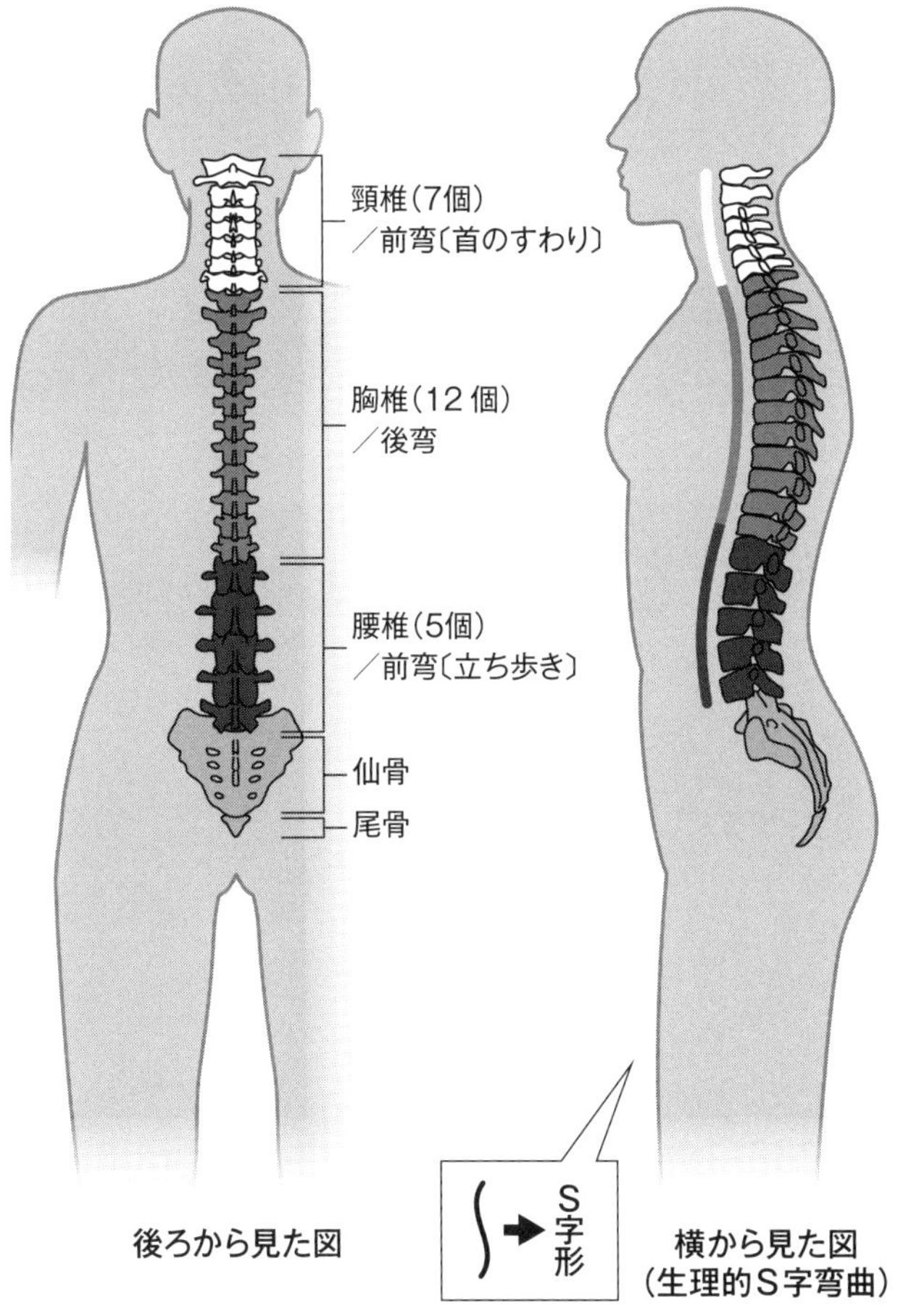

図 2-2-2　背骨の弯曲の変化

〔人の生涯において〕

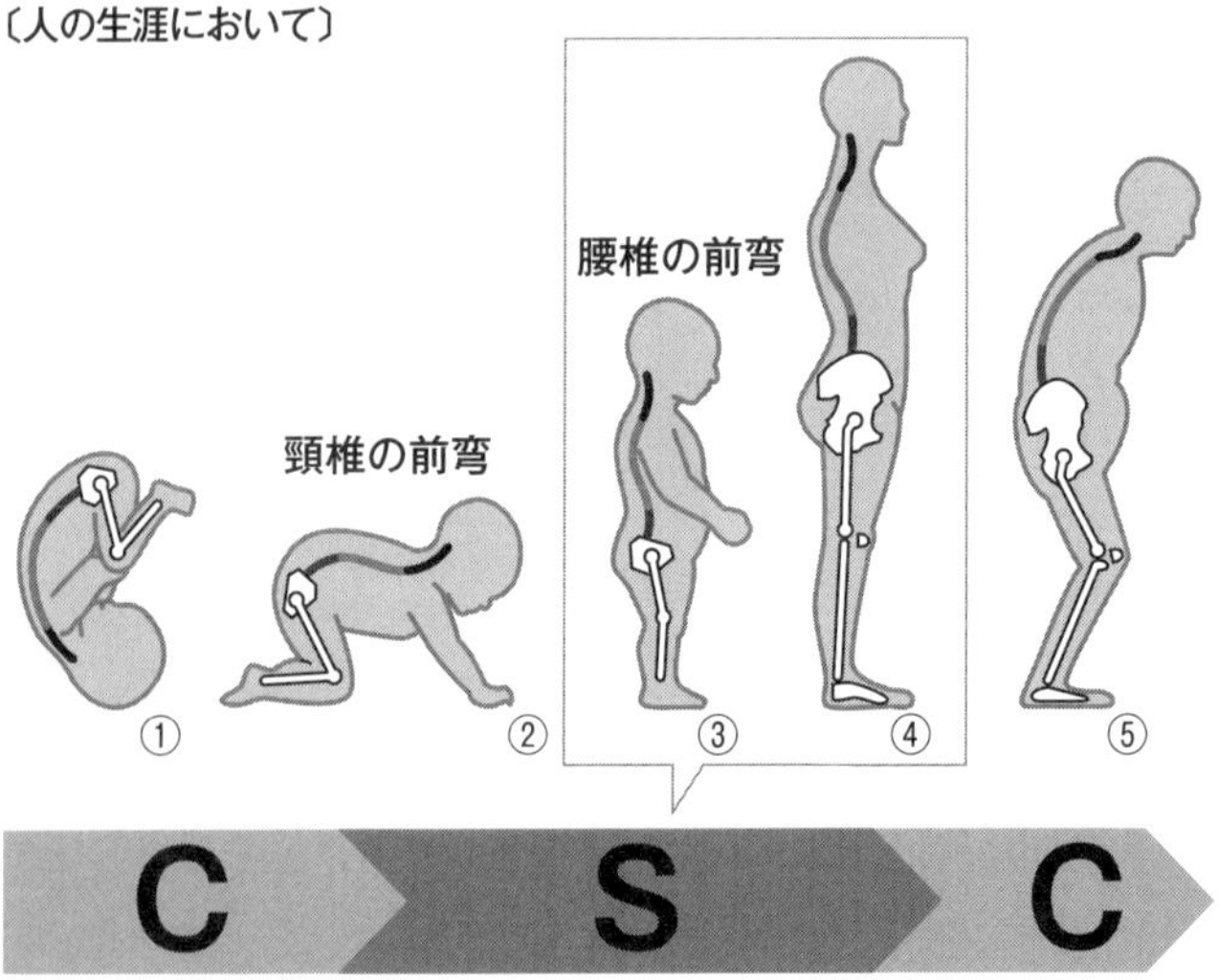

〔進化（行動様式の変化）の過程において〕

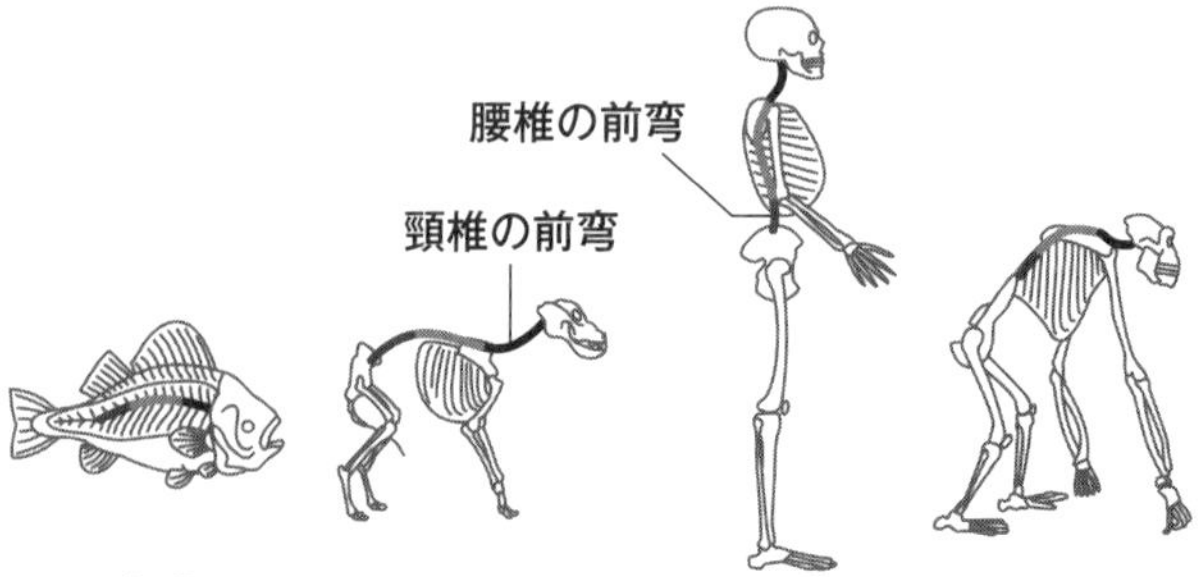

出典：『『歩行』と『脳』』吉田勧持 著（エンタプライズ）を参考に作成

図 2-2-3　猿回しの訓練を受けたニホンザル

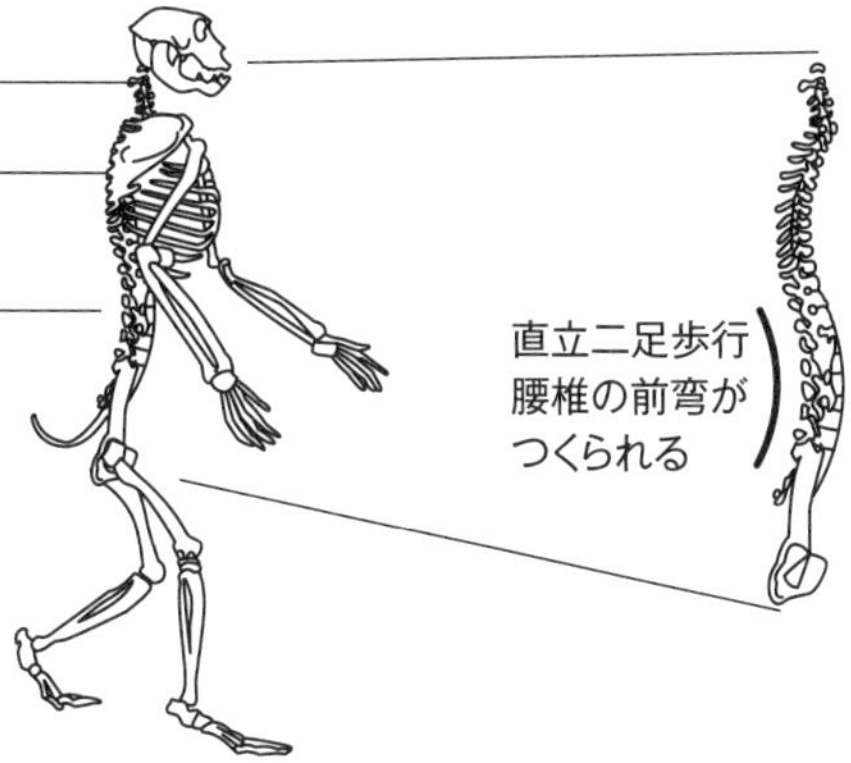

出典：『『歩行』と『脳』』吉田勧持 著（エンタプライズ）を参考に作成

くなった「C字形」をしています（図①）。首がすわりハイハイをしだす6カ月頃になると頸椎の前弯ができます（図②）。この時期の背骨は頸椎の前弯と胸椎以下の後弯の形で、イヌやウマなどの四本足の哺乳類と同じ形です。1歳頃より、つかまり立ち、ヨチヨチ歩きをするようになります。この時期になってはじめて腰椎の前弯が見られるようになります（図③）。そしてしっかりした歩き（直立二足歩行）ができるようになると、ヒト特有の美しい「S字形」弯曲ができあがります（図④）。しかし、年老いて直立で歩く能力が衰えてくると、再び腰椎が後弯しはじめ、背骨は「C字形」の弯曲に戻っていきます（図⑤）。

また、進化の過程でも背骨の弯曲における変化が起こります。ヒト特有のS字形の弯曲は、地上や樹上を四足《しそく》で歩行する様式から地上を直立二足歩行するようになる、サルからヒトが出現する過程で完成されていきます。その後、ヒトも歩行機能が低下してくると類人猿がナックル歩行（普通のサルには見られない、チンパンジーやゴリラに特徴的な歩き方）をするときのような腰椎の後弯姿勢になり、さらに年老いて歩行ができなくなると、四足動物と同じく四つん這い移動（ハイハイ）になります。

そのためヒトだけでなく、直立二足歩行を強制された猿回しのニホンザル（図2－2－3）や、先天的に前脚がないために直立二足歩行をするヤギでも、ヒトと同じような「S字形」弯曲の背骨が形づくられることが知られています。

POINT

ヒトの背骨の形は、姿勢や歩行をとおしてつくられ、生涯にわたり変化し続ける。側弯症の背骨のゆがみも、姿勢や歩行のなかで改善し治っていく。

2-3
背骨の形は、移動運動によって左右対称になる

これまでいろいろな視点から骨の形のつくられ方を見てきましたが、ここでは一番大切な「歩行」から背骨の形について考えてみましょう。

地球上の生物は環境に適応していくうちに、現在のようなさまざまな姿になりました。時間をかけて、生きるために最適な変化を少しずつ積み重ねてきた結果です。なかでも**「同じ動き」を「繰り返す」移動運動は、生き物の体の構造や機能に大きな影響を与えてきました。**

このことは、脊椎動物の進化の過程を見るとわかりやすいと思います。まず魚の姿を思い浮かべてください。魚の骨格には、頭蓋骨、背骨、肋骨があります。この3つが原点なのです。のちに四足動物の手や腕となる胸ビレや、脚となる腹ビレは、背骨にはくっついていません。ヒレは独立した存在でした。それが移動運動の変化にともなってヒレが徐々に背骨に

近づいてきてつながり、前脚と後脚になったのです。そして、手や腕は肩甲帯《けんこうたい》として胸郭《きょうかく》に、脚は骨盤として仙骨につきました。

ちなみに仙骨は、もともと5つの仙椎でしたが、癒合《ゆごう》して1枚の大きな骨になったものです。ヒトの場合は「直立二足歩行」で上体の荷重を受けることにより、仙骨がとくに巨大化しました。四足動物にはこの仙骨というものがなく、全部が仙椎のままなのです。

それだけではありません。陸から海に戻った哺乳類のクジラやイルカは、後ろ脚が消えた水中で泳ぐ運動にふさわしい姿へと見事に変化しています。そのため長い間、魚の仲間だと考えられていました。また、空を飛ぶことのできる脊椎動物は鳥類だけではありません。例えばコウモリは哺乳類ですし、翼竜《よくりゅう》は爬虫類《はちゅうるい》です。この三者の姿は驚くほど似かよっています。これらの生物の移動運動が、その姿をつくらせたといえるでしょう。

何百万年という時間を経なくても、前項でもふれたように、日々、直立二足歩行をしている猿回しのサルの背骨が人間と同様の変化をし、ヒトも移動運動が変化することにより姿が変化します。前項の図（背骨の弯曲の変化）で示したとおり、赤ちゃんのヨチヨチ歩きはサルの姿、活発に動きまわる青年期はヒト本来の姿に、そして年老いて前かがみのゆっくりした歩きになるとゴリラなどの類人猿の姿に似てくるのです。

それだけではありません。地球上のほとんどの生物はみな、移動運動にそくした姿になったただけでなく、左右対称形になっています。まっすぐ前へ進む移動運動をするときに行われる背骨のうねり運動は、背骨の左右のバランスを整える運動そのものなのです。

赤ちゃんのハイハイ運動も、俯瞰《ふかん》するとわかるように、背骨のうねり運動です（次ページ・図2－3－1）。左右対称の動きが、背骨の骨や筋肉を左右均等に育《はぐく》み、立ち上がったときに背骨をまっすぐに支える源になります。

では、歩行はどうでしょうか。歩行も左右対称の背骨のうねり運動をしています（次ページ・図2－3－2）。

ここで、側弯症の患者さんのお話をしたいと思います。じつは、ほとんどの患者さんは日常生活での「歩行」時間がきわめて少ないという共通点があります。これは、何を意味するのでしょう。

人間の背骨の形は立って歩くことによってつくられるとお伝えしてきたように、歩行運動を十分にすることで、最終的に人間本来の美しい形はつくられてきました。とりわけ、体の著《いちじる》しい成長を遂《と》げる学童期から思春期にかけては、歩行をはじめ、多様な動きをすることで姿勢の安定性や敏速性を身につけます。こうした時期に、外で歩きまわることが極端に減

図 2-3-1
背骨のうねり運動①

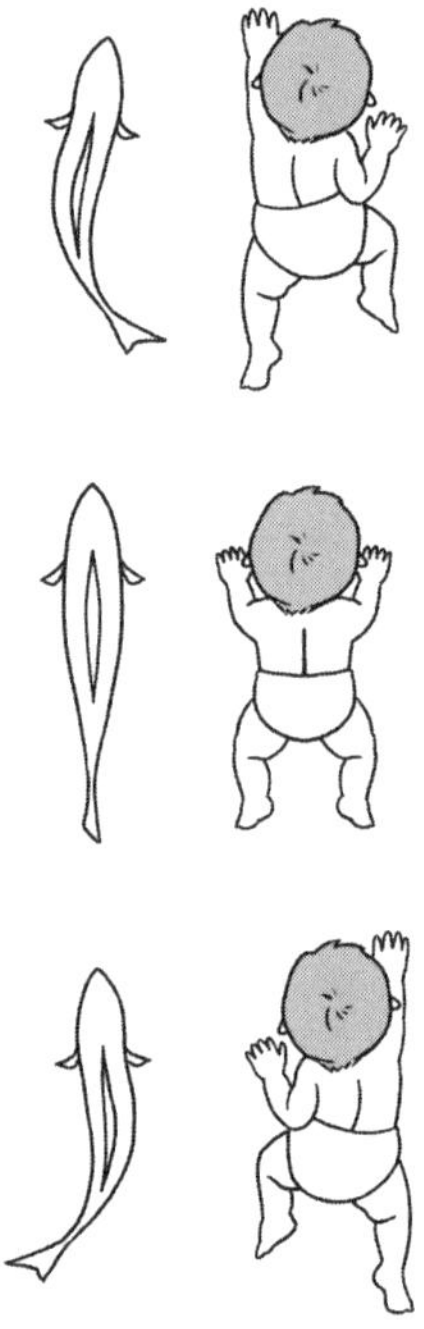

<上から見たハイハイと魚類の進み方>

乳児期は、ハイハイ・高這いなどのうねり運動によって「背骨の対称形」がつくられる

出典：『究極の身体』 高岡英夫 著
（講談社）を参考に作成

図 2-3-2
背骨のうねり運動②

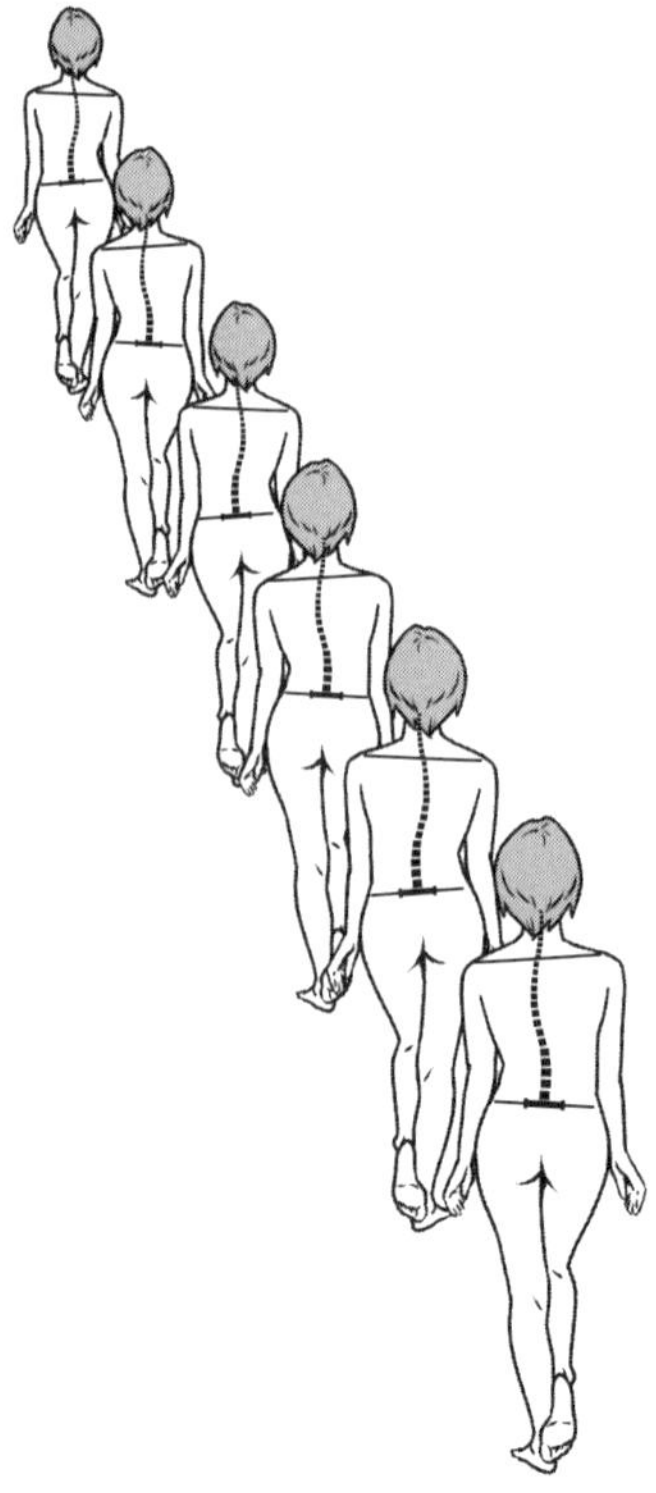

<歩行は背骨のうねり運動>

幼児・学童～思春期・成人・老齢期は、歩行の背骨のうねり運動によって「背骨の対称形」がつくられる

出典：『カパンジー機能解剖学 原著第6版』
I.A.Kapandji 著、塩田悦仁 訳
（医歯薬出版）を参考に作成

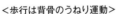

り、一日の大半を座って過ごす時間が増えてしまったら、どうなるでしょうか。「歩行」時間の少ない生活が常態化している子どもたちが増えるにしたがって、側弯症の発症数は増えているのです。

近年、人間は危険な領域に足を踏み入れています。科学技術の進歩で、車や電動自転車など、移動手段が変化したことによる影響に目を向ける必要があるのではないでしょうか。この大きな変化は昨今、人間の体の形の変化だけでなく、精神の健康をもおびやかしています。

人間が長い時間をかけて築き上げてきた「歩行」による背骨のつくられ方を正しく理解することは、単に側弯症を治すだけでなく、心も体も健康的で充実した人生を送るための最高の方法だということを、この機会に考えてもらいたいと思います。

POINT

移動運動（動的な力学平衡《へいこう》）が体の形を決める。ハイハイや歩行などの移動運動によって背骨の動きは左右対称になる。

2-4

背骨の役割は「支持性」と「柔軟性」

特発性側弯症の原因と治療を考える前に、まず背骨の構造と役割について見ていきたいと思います。

ヒトの脊柱《せきちゅう》は一般的に「背骨」と呼ばれ、32~34個の椎骨《ついこつ》から構成されています。そのうち上部の頸椎・胸椎・腰椎は24個の小さな椎骨が積み木のように重なります。椎骨の間に椎《つい》間板《かんばん》があり、まわりは靭帯《じんたい》や筋肉によって補強され、まるで「一本の柱」のようになり、頭と体を支える働きをしています。

この脊柱は、関節や靭帯などで肋骨とも連結されて「胸郭《きょうかく》」という容器がつくられ、心臓や肺などの大切な臓器の保護をしています。また、背骨の後ろ側には神経の容器である「脊《せき》柱管《ちゅうかん》」があり、その中は脳脊髄液《のうせきずいえき》で満たされることにより脊髄（脳から続いている中枢神経）を保護しています（図2-4-1）。

図 2-4-1　背骨の支持性

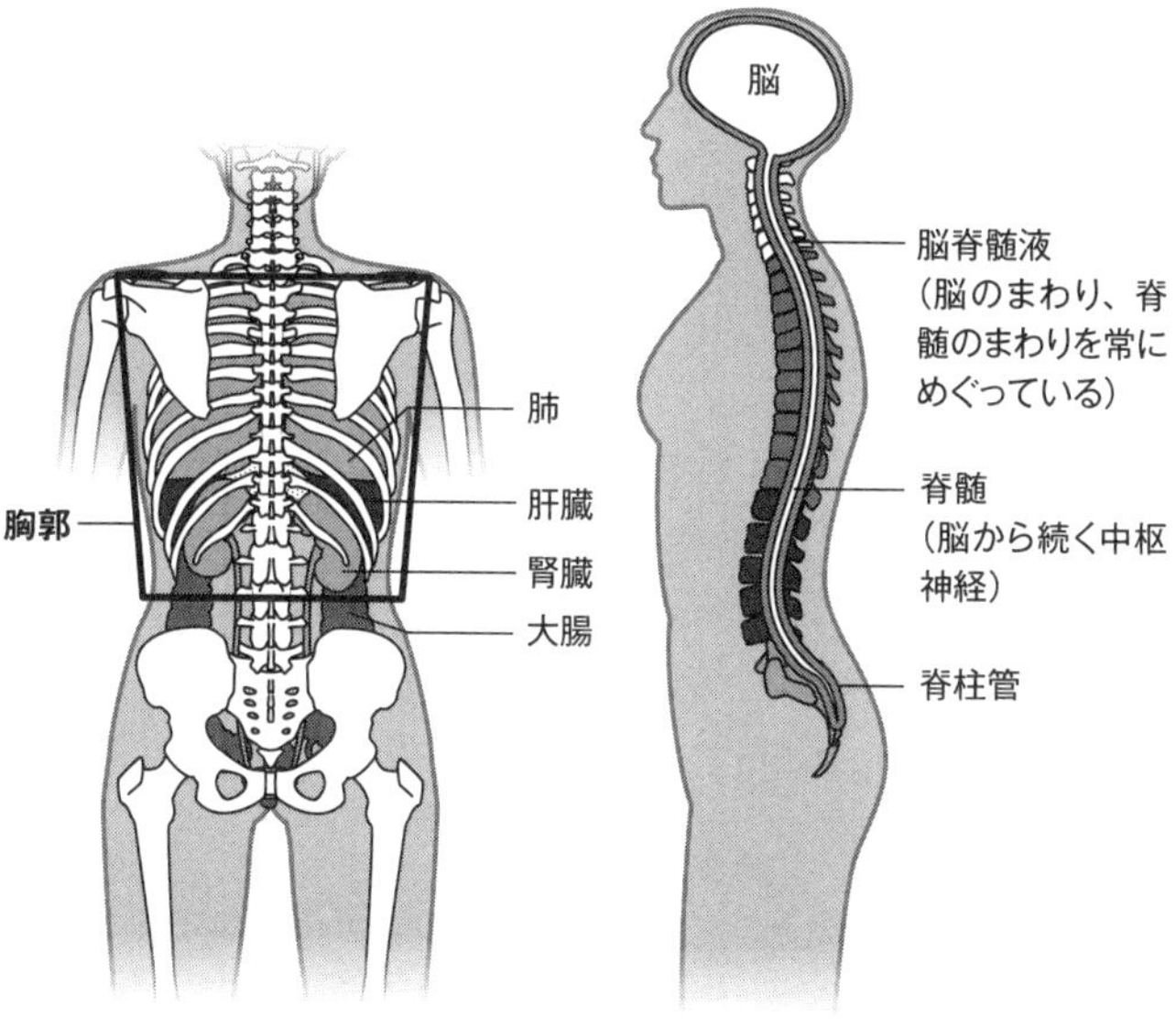

出典：『解剖学アトラス』Kahle / Leonhardt / Platzer 著、越智淳三 訳（文光堂）を参考に作成

図 2-4-2　椎骨と髄核（椎間板）

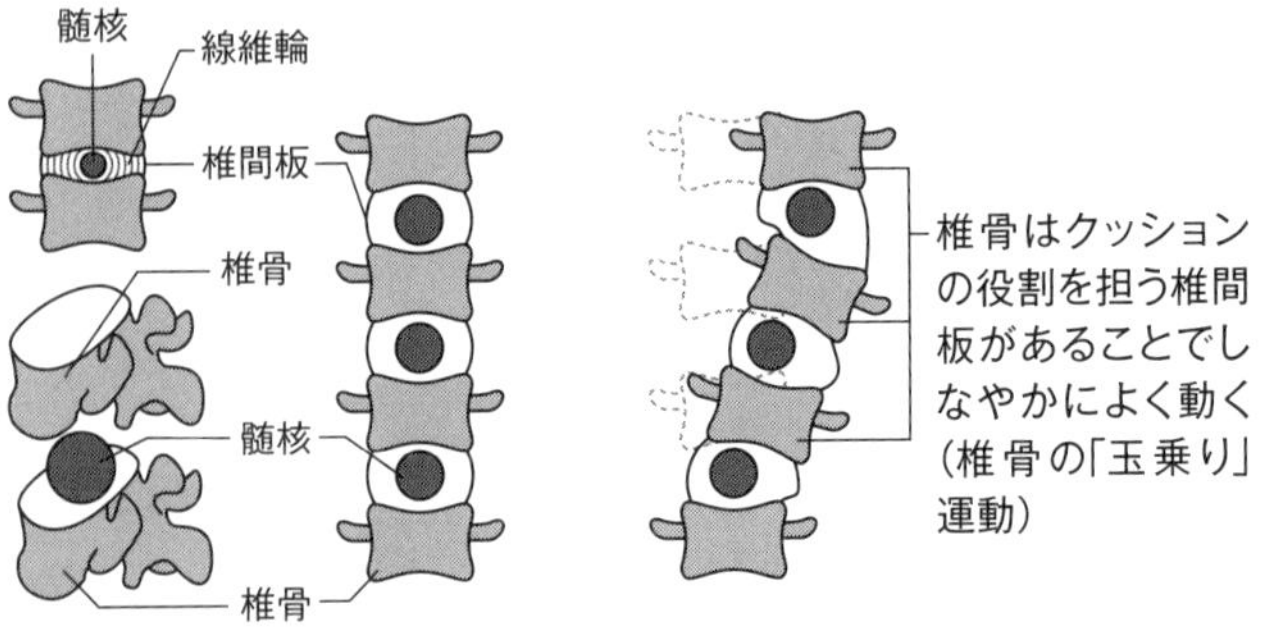
髄核
線維輪
椎間板
椎骨
髄核
椎骨
椎骨はクッションの役割を担う椎間板があることでしなやかによく動く（椎骨の「玉乗り」運動）

斜め後ろから見た図　　前から見た図　　背骨の柔軟性

このように背骨は、家でいえば大黒柱の働きをして、家のなかの大切な家具や財産を守っているのです。家を支え、財産を守る機能だけであれば、できるだけ頑丈《がんじょう》な太い「1本の柱」のほうが良いはずです。しかし、実際の背骨は1本のまっすぐな硬い柱ではなく、小さな椎骨という硬い骨が積み重なり、頸椎は前弯、胸椎は後弯、腰椎は前弯という弯曲をつくっています。上下の椎骨と椎骨は、関節と椎間板で連結されて動きます。椎間板は上下の椎骨に挟まれたクッションの役割をしていて、中心部の髄核《ずいかく》とそれを包む線《せん》維《い》輪《りん》からできています。

図2-4-2のように背骨は、髄核という玉の上で椎骨が前後左右、そして回転する「玉乗り」運動をするために、バネのようにしなやかによく

図 2-4-3　背骨の柔軟性

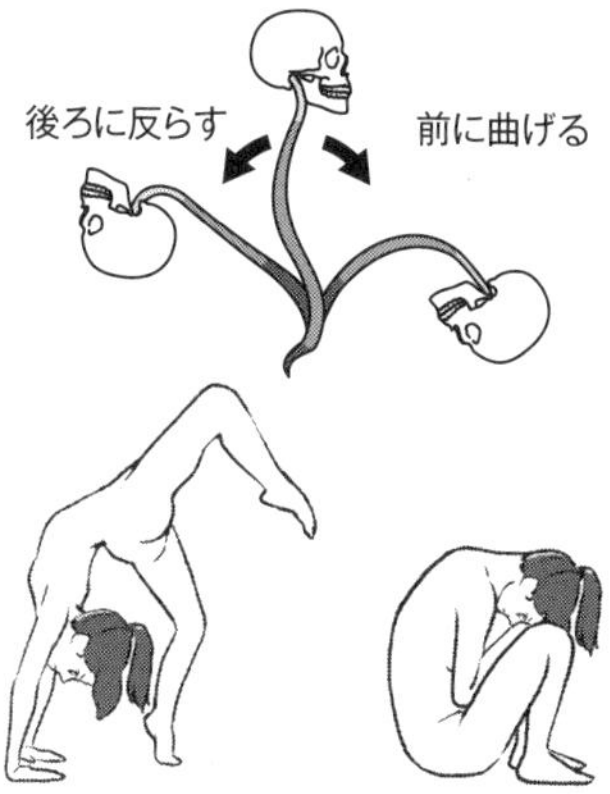

出典：『カパンジー機能解剖学 原著第6版』I.A.Kapandji 著、塩田悦仁 訳（医歯薬出版）を参考に作成

動く柔軟性をもった柱となっています。人間の背骨の一つひとつの椎骨の関節の動きは小さいですが、背骨の全体の動きを見れば、ものすごく大きな動きをしているのです（図２－４－３）。

私たちは、このような背骨の相反する働き、すなわち硬くなり体を支える「支持性」と、軟らかくよく動く「柔軟性」をもつという優れた特性をうまく使って活発で健康的な日常生活を送っています。

POINT

健康的な背骨は、しっかりとした硬さで体を支えことのできる「支持力」と、しなやかによく動く「柔軟さ」の両方を兼ね備えている。

2-5

〈背骨の支持性〉骨と筋肉の豊かさ

私たちが体の形を維持して動きまわるためには、背骨などの骨格が絶対に必要です。

一方、背骨のないミミズのような無脊椎動物は、縦走筋《じゅうそうきん》と輪状筋《りんじょうきん》という2層の筋肉の伸び縮みをうまく使って動いています。体の前から後ろに走る縦走筋が収縮すると、体長が短くなり胴体が膨れます。体の横を取り巻く輪状筋が収縮すると、胴体が細くなり体長が伸びます。このように筋肉を交互に収縮させる蠕動《ぜんどう》運動を使うことで動くことができるのです。

しかしヒトは背骨があるため支持性や剛性は高く、動くときに身長が極端に縮むのを防いでくれています。背骨は体が提灯《ちょうちん》のように縮んでしまわないように芯棒《しんぼう》（梁《はり》）として働きます。ヒトを含めた脊椎動物は、背骨の支えがあるおかげで大きな形になれました。また、背骨につながっている手足の長い骨は、しっかりした背骨の支えがあってはじめて、わずかな筋肉の収縮で大きな力や繊細な動きを発揮することができるのです。

図 2-5　荷物を持ち上げるときの筋肉の活動図

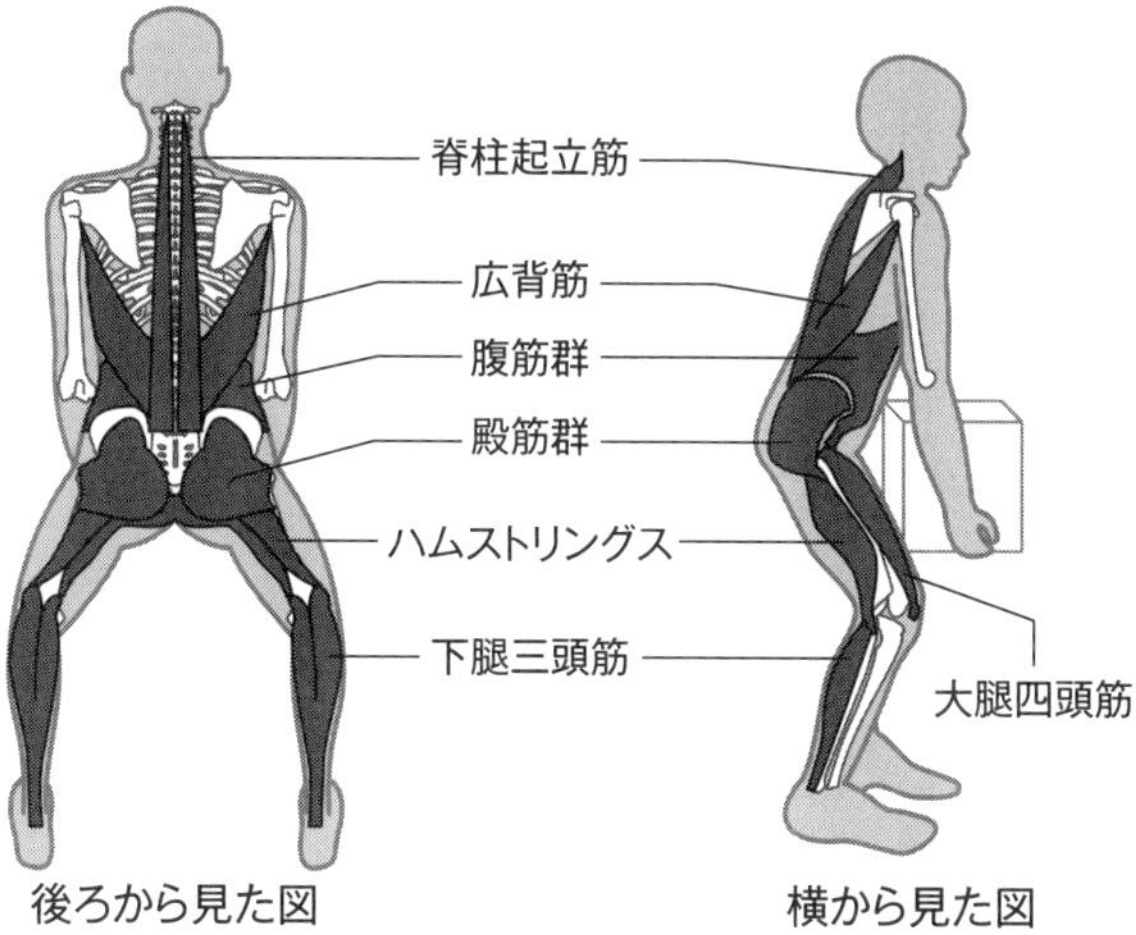

図２－５のように、私たちが重い荷物を持ち上げるとき、頭から足に走る脊柱起立筋や殿《でん》筋《きん》、大腿四頭筋《だいたいしとうきん》、ハムストリングス、下腿三頭《かたいさんとう》筋《きん》などの抗重力筋《こうじゅうりょくきん》（縦走筋）や腹筋群（輪状筋）などがすべて同時に収縮しても、背骨には何も問題が起こらないようにできています（これを、構造力学用語で「圧縮抵抗性」といいます）。それどころか左右の筋肉が同じだけ強く収縮した場合は、背骨の捻《ねじ》れに対してまっすぐにする力が働き支持性を高めます。左右対称になることで、背骨の支持性は大きな効力を発揮します。背骨の支持性の高まりは、安定した姿勢につながるため、脳や手指のより高度な働きとも関連しています。

「體」、この骨《ほね》に豊《ゆたか》という漢字をご存じですか？「体」の旧字体で「からだ」と読みます。骨が太くてしっかりして豊かであることは、体の支持性が高く安定していて、筋力も十分にあり、活発に動ける体であることを意味します。また、私たちの血液は骨のなかの「骨髄」でつくられています。骨の豊かさは、健康の証といえるでしょう。

では、骨を豊かにして支持性を高めるには、何が必要なのかといえば、単純です。歩行や家事、仕事などの日常生活のなかで、積極的にとにかく体を動かすことに尽きます。

第1章・1－3でも述べたように、側弯症の大きな原因の一つは、骨が細くてとても筋力が弱く、体形も華奢であることです。そのようなタイプのお子さんが、患者さんには多くいらっしゃいます。背骨を支える骨が細く、その背骨を前後左右から支える筋肉の力も弱いために、背骨が曲がりやすくなってしまうのです。

POINT

背骨をまっすぐに支えて安定した姿勢を保つためには、豊かな骨と筋肉が必要。

2-6 〈背骨の順応性〉体の形とバランスを保つ

前述したように、私たちの背骨は骨と筋肉の支えで形が保たれています。また、背骨は椎骨という小さな骨が積み木のようにいくつも重なる構造のおかげで柔軟性を備えています。骨の支えで体が目に見えて縮んだりはしませんが、そのかわり片側の筋肉が収縮する背骨の運動には、屈曲《くっきょく》（前屈）と伸展《しんてん》（後屈）、側屈《そっくつ》（横曲げ）、回旋《かいせん》（回転）があります。屈曲はいわゆるお辞儀《じぎ》運動、伸展はエビ反り運動で、側屈は砲丸投げのときのような横曲げ運動、回旋は体を捻る運動です（次ページ・図2-6-1）。

これらの運動も脊柱が多くの椎骨の連結でつくられているために可能な動きとなります。もし背骨が1本の柱のような骨であったら、このような運動はできません。背骨はこれらの運動の組み合わせでさまざまな姿勢や動きをつくることができます。この自由な姿勢や動きは、椎骨の各連結の小さな動きが集まることによって可能となります。**もし一部分でも動き**

図 2-6-1　背骨の動き

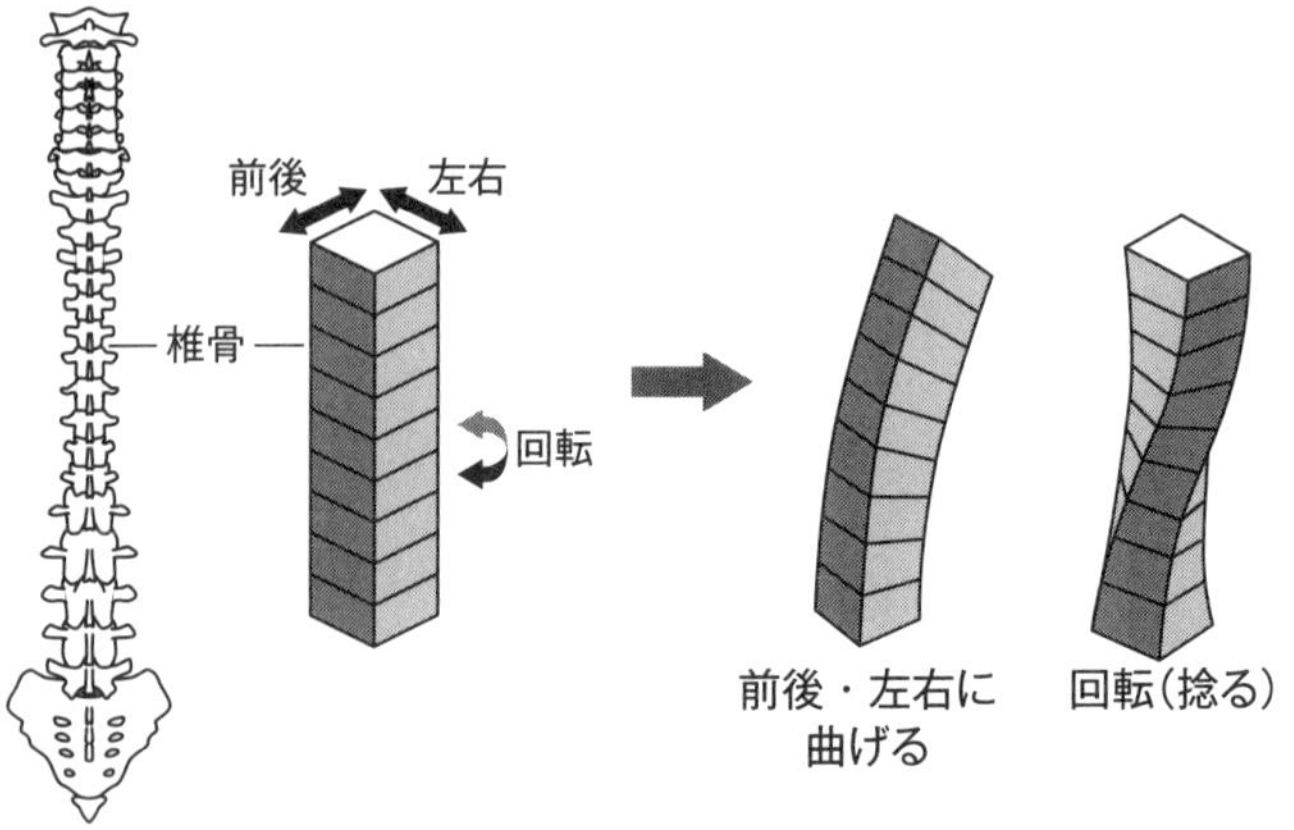

出典：『イラスト解剖学 第9版』松村讓兒 著(中外医学社)を参考に作成

が止められたら、自由な姿勢や動きはできなくなってしまいます。

また、私たちは体を動かして姿勢がくずれても、体のバランスを保つことができます。これは背骨をつくっている椎骨の多くの連結による小さな動きによって、柔軟で順応性のある動きができるためです。しかし、病気や年老いて背骨の柔軟な動きが失われると、体のバランスが悪くなり転倒しやすくなります。私たちが安定して立って歩けるのは、背骨の柔軟性があってこそです。

背骨を構成する椎骨は積み木のようなものです。椎骨はみずから動くことはできません。みずから動くシステムをもたないので、椎骨はまわりの筋肉などの「外力」によって他動的に動

図 2-6-2
筋肉や靭帯の張力により保たれる姿勢バランス

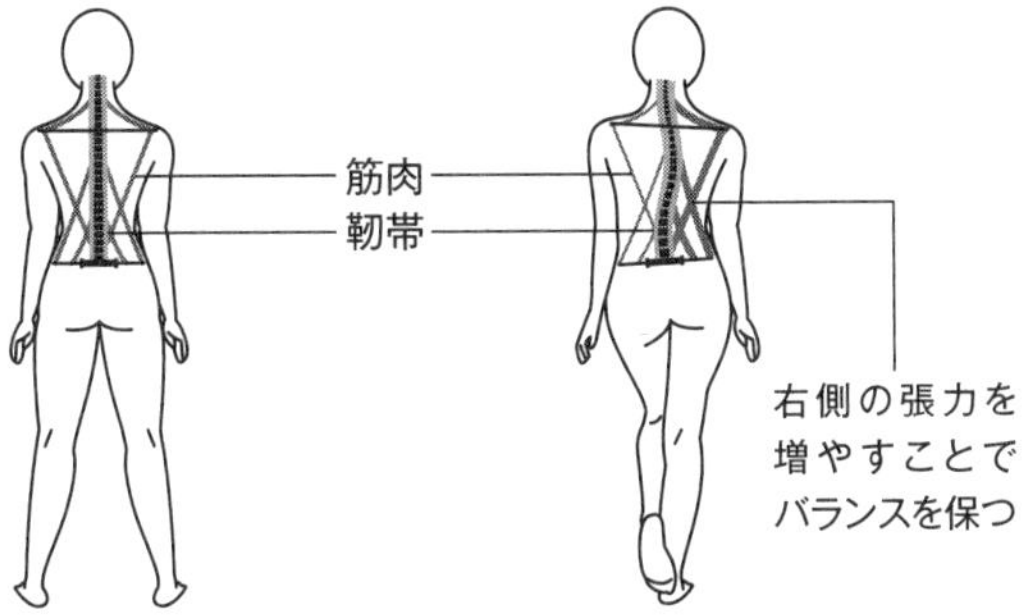

出典：『カパンディ関節の生理学』I.A.Kapandji 著、荻島秀男 監訳、
嶋田智明 訳（医歯薬出版）を参考に作成

かされています。私たちが立った姿勢で、不安定な24個の椎骨をまっすぐに積み重ねられるのは、背骨のまわりの筋肉や靭帯などの張力によって絶妙に釣り合いがとられるためです（図2-6-2・左）。例えば、右脚で立った場合に骨盤が傾いて背骨が左に倒れそうになった場合、右側の筋肉や靭帯の張力を増せば姿勢を保つことができます（図2-6-2・右）。つまり**背骨の形や安定性に大きく関係しているのは、骨よりもむしろ筋肉や靭帯などの軟部組織なのです。**

パターン化した動きの偏《かたよ》りが日常生活で習慣化すれば、背骨の関節の左右の動きに違いが起こり、可動域に差が生まれます。筋肉の一方が過剰に伸ばされ、反対側に過剰な縮みが起これ

図 2-6-3　筋肉の不均衡による側弯症

左右の筋肉の伸び縮みの差が側弯症をつくる

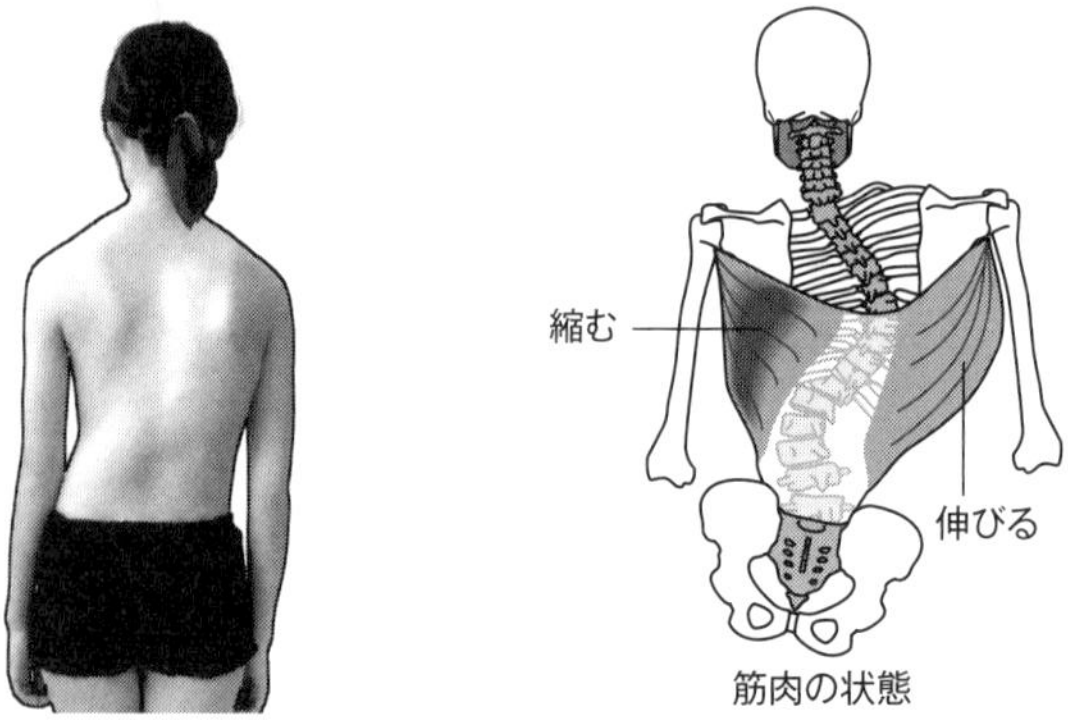

側弯症の一例

出典：『シュロス法による側弯症治療』クリスタ・レーネルト・シュロス／ペートラ・グレブル 著、中村尚人 日本語版監修（ガイアブックス）を参考に作成

ば、それにともなって背骨はゆがんで弯曲することになります（図2－6－3）。

側弯症の患者さんの背骨を丁寧に手指で触診をすると、あるいは運動検査をすると、背骨の小さな関節の動きや背骨のまわりの筋肉の伸び縮みに左右差があるのがわかります。ただ残念ながら、この関節の動きや筋肉の伸び縮みの左右差という微妙な違いはレントゲン検査では見つけられません。

POINT

体の形とバランスを保つには、背骨の関節の動きと筋肉の伸び縮みが不可欠。しかし、この微妙な関節の動きや筋肉の伸び縮みはレントゲン写真ではわからない。

2-7

〈背骨の柔軟性〉体のすべての機能を高める

私たちの体内にはたくさんの水分が含まれています。血液やリンパ液はほとんどが水分です。血液は体の細胞に栄養や酸素を運び、いらなくなった老廃物（ゴミ）や二酸化炭素、熱を除去します。リンパ液は体を外敵から守る免疫の大切な働きをしています。脳脊髄液は脳と脊髄を保護するだけでなく、脳と脊髄のまわりを常に循環することにより、血液と同様に栄養補給を行ったり老廃物や熱などを排除する役割をもっています。

なお、血液やリンパ液、脳脊髄液の流れは背骨が動くことによってつくられています。ですから、体のある一部分が固定されて動きを失い、長期間の運動制限を強いられれば、その部位での毛細血管やリンパ管、脊柱管内の流れが阻害されて機能が衰えます。

一方、私たちの体の運動器である骨や関節、筋肉などは動きのなかで育まれます。背骨の骨や筋肉も、しっかりと動かすことにより強く丈夫になるのです。関節もしっかりと動かすことにより、より一層なめらかに滑り、広い範囲まで動くようになります。逆に動きが制限されて動きを失っていくと、骨は脆《もろ》くなり、筋力は弱くなり伸びなくなります。関節は滑らかなくなり、動く範囲も狭くなっていきます。

内臓の働きも背骨の動きがあればこそ、活発に働くようにできています。とくに呼吸は肺が縮み、そして膨らむ運動が繰り返されることで、酸素と二酸化炭素のガス交換が行われます。とはいえ肺はみずから伸び縮みができないので、背骨と肋骨の動きの助けを借りて運動しているのです。背骨が反って肋骨が上がることで肺が拡がり、外の新鮮な空気が体内に入ってきます。背骨が丸くなって肋骨が下がることで肺が縮み、体内の二酸化炭素が外に出ていきます（次ページ・図２－７）。呼吸運動は、この背骨と肋骨の柔軟な動きによりその機能を高めるのです。

側弯症の患者さんは、ゆがみにより背骨と肋骨の動きが制限されているために、「呼吸障害」をもっておられる場合があります。しかし、**治療で背骨と肋骨の動きを改善すると、呼吸障害は解消されます。**私たちは呼吸により活動エネルギーを得ている生き物です。呼吸に支障があると、個々の活動量に大きな影響が出ることは想像に難《かた》くないでしょう。

例えば、赤ちゃんや子どもたちの声が大きく張りがあり元気なのは、背骨が柔軟によく動

図 2-7　背骨の柔軟性が呼吸の機能を高める

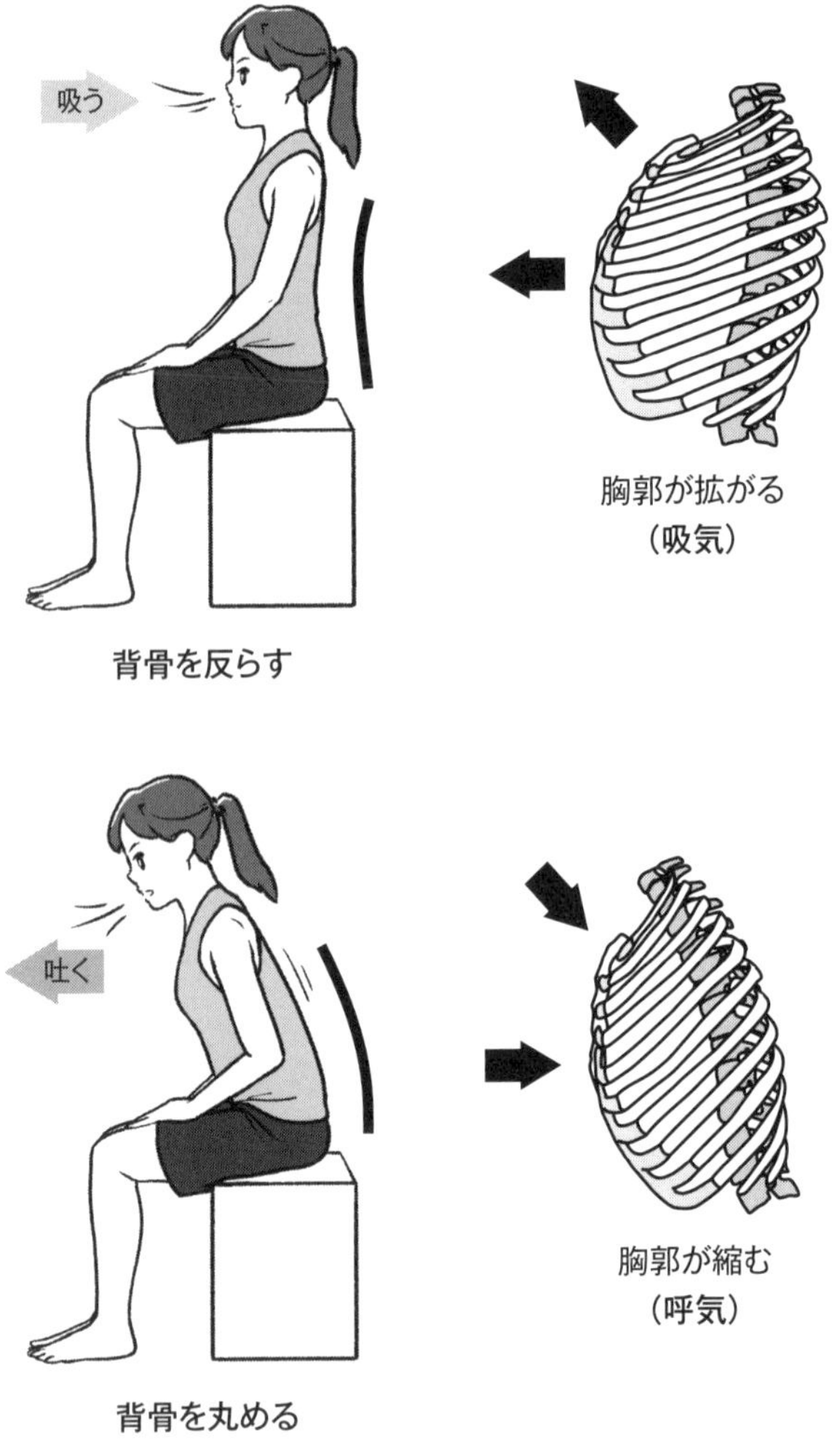

くからだといえます。背骨が硬くなった老人は、声が小さく張りもなく活気がありません。

そのほか、背骨の動きは腎臓にとっても大きな役割を担っています。腎臓は、そら豆のような形をした握りこぶし大の臓器です。腰の上あたり（第12胸椎から第３腰椎）の高さに位置し、背骨の前の左右両側に一対あります。背骨が動いて腎臓がカタカタ揺れることによって、血液をろ過する機能が高まり、きれいな血液を再生しています。そして体内のいらなくなった老廃物をオシッコとして捨てています。つまり、背骨が硬く動かなくなれば、当然泌尿器の機能は低下していきます。

背骨から吊り下げられている胃腸の消化器も、背骨の動きによって消化吸収の活動が活発になるようにできています。このように、背骨は体の軸でありながら、同時に豊かな動きがあって、生命活動の源（＝活力）が生みだされる部位なのです。

POINT

活発で自由で豊かな背骨の「動き」がすべての生命活動の機能を高める。

2-8

〈背骨の弾力性〉脳や体を衝撃から守る

人の体は何百万年も続く進化の過程で、外から体に受ける衝撃を緩衝するためのさまざまなしくみがつくられています。体の中心軸である背骨には、動きにともなって上は頭から、下は足から、そして手からも強い衝撃が伝わってきます。

とくにヒトは立って歩く「直立二足歩行」を体得した動物です。背骨が硬い1本のまっすぐな柱でなく、S字に彎曲しているおかげで、歩行時に起こる地面からの強い衝撃を受けずにすんでいます。また、背骨を構成するそれぞれの椎骨と椎骨の間にはクッションの働きをする椎間板がありますが、椎間板の中心部にある髄核は荷重がかかれば縮み、荷重がなくなれば膨れるバネのようなしくみとなっています。この背骨の弾力性のしくみがあるおかげで体に入ってくるさまざまな衝撃を効果的に緩衝して、背骨を伝って別の組織や関節に衝撃がおよばないようになっています。

　とりわけ体のなかで最も敏感で脆弱《ぜいじゃく》な器官である脳は、衝撃から守られる必要がありま す。頭に強い衝撃が走ると脳が激しく揺れて脳震盪《のうしんとう》を起こし損傷しますが、このすばらしい「弾力性」をもつ衝撃緩衝システムが背骨にあるおかげで、私たちが歩いたり走ったり飛びはねたりしても、地面からの強い衝撃は脳にはほとんど伝わりません（次ページ・図２‐8）。背骨のクッション性をともなった弾力のある柔軟な動きがあればこそ、です。

　しかし、年老いて背骨の弾力性が失われていくと、衝撃緩衝システムの低下をまねき、歩行による地面からの衝撃が体の高位（肩や首、頭）にまで達するようになるため、体のさまざまな部位で痛みを訴えるようになります。背骨の一部分の動きが制限されたり、固定されて動かなくなると脳や関節、そのほかの組織への衝撃が大きくなり損傷の危険性が増えるのです。

　最近では、照明やテレビ、クーラーなどの電化製品はほとんどが、体を動かさずに座ったままリモコン一つで操作できる便利な生活になりました。手元にリモコンさえ置いておけば、一日中、座って過ごせるといっても過言ではありません。しかし、立って歩くこと、体を動かすことで背骨の弾力のある柔軟性が獲得され維持されるとしたら、このような体を使わない過ごし方は、決して良いとはいえません。

図 2-8　衝撃の吸収

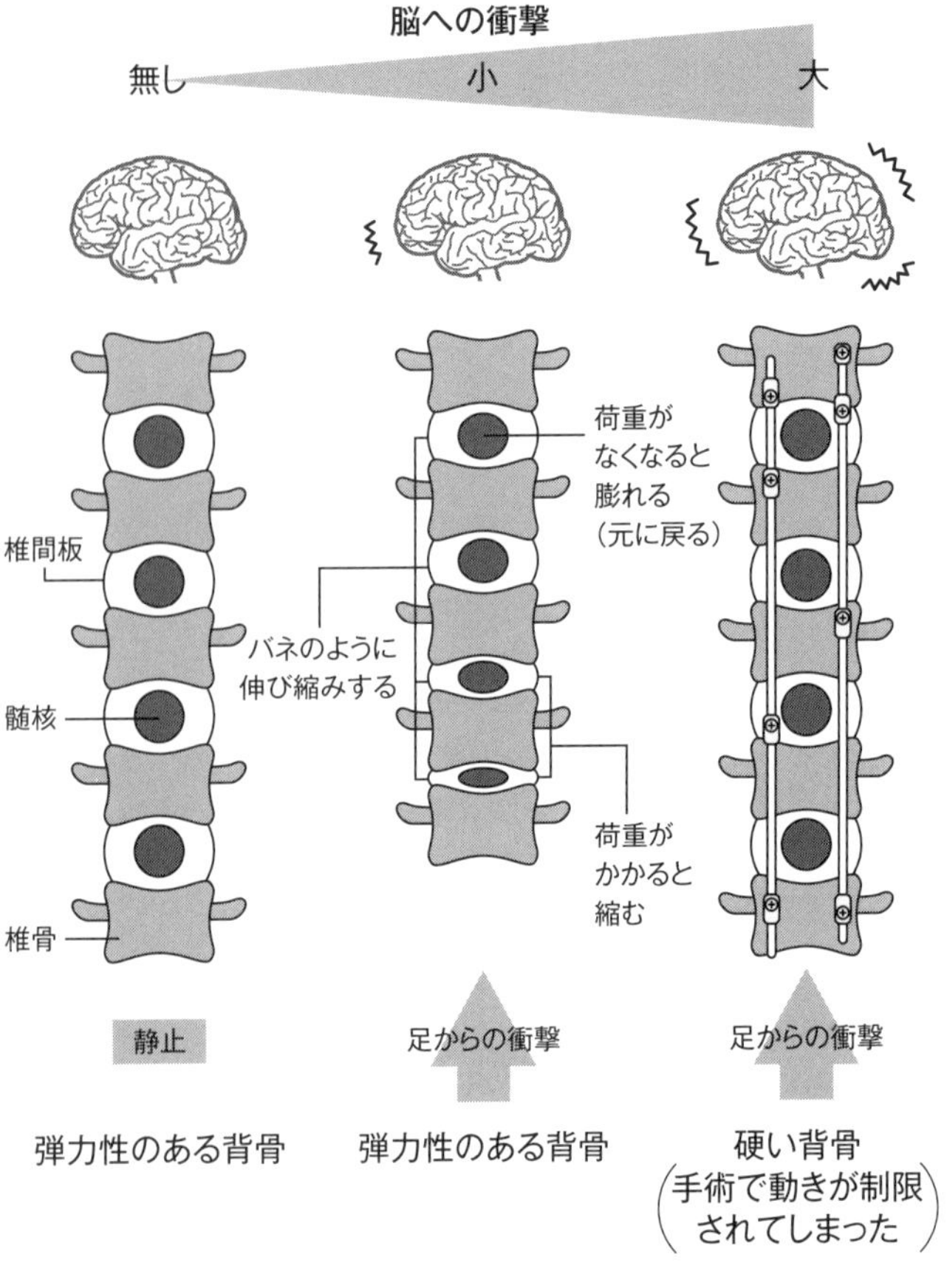
脳への衝撃
無し
小
大
椎間板
髄核
椎骨
荷重が
なくなると
膨れる
（元に戻る）
バネのように
伸び縮みする
荷重が
かかると
縮む
静止
足からの衝撃
足からの衝撃
弾力性のある背骨
弾力性のある背骨
硬い背骨
（手術で動きが制限
されてしまった）

背骨の弾力性の低下は大人だけでなく、今では子どもにまで見られるようになりました。

背骨の弾力のある柔軟性を失うことは、脳や体を守る大切な衝撃緩衝システムを低下させるだけでなく、すべての体の機能を低下させ、廃用性症候群（第１章・図１－４）の発症にもつながっていきます。生活環境の変化にともなう生活習慣の見直しが急務であるともいえるでしょう。

POINT

背骨の「弾力性」は、脳やその他の組織を衝撃から守るように設計された体の重要なしくみ。

2-9

若々しさとは、「支持性」と「柔軟性」の両方があること

四足動物で世界最速といわれるチーター。ただ速いだけでなく、瞬発力もずば抜けています。これはチーターの胴体に余分な脂肪がなく、**強靭かつ柔軟性のある筋肉で構成されており**、また「しなやかに柔軟によく動く背骨」があるために、脚を軽やかに動かせているからです。

超一流といわれるスポーツ選手の背骨も一つひとつの椎骨がしなやかによく動き、背骨のまわりの筋肉は強靭かつ柔軟性があります。 まさに「支持性」と「柔軟性」の相反する両方を兼ね備えているといえるでしょう。このような背骨こそ、健康な背骨です。

健康で若々しく見える人の動きは、力強く躍動する動き、なめらかで柔らかい動き、弾むような俊敏な動きが印象的です。逆に病気を抱えていたり老いて見える人の動きは、弱々しくて動作が小さく、硬くてぎこちなく、スピードがないためによろよろとして不安定です

（イメージとしては、一定以上の速度が出ていない自転車が不安定な走り方をするのと同じような状態です）。そして、老いて死期が近づくにつれ、体（背骨）は硬く動かなくなり、すべての臓器の機能が衰えていきます。若さの源は、体の中心軸である背骨の支持性と柔軟性にあるのです。

次ページ・図2－9の上下の女の子を見比べると、上の図の女の子は装具をつけているために動きがありません。現代医学の側弯症の治療法は、曲がった背骨の形だけを見て、装具や手術で背骨の動きを制限する（固定して動きを止める）ことをします。しかし、背骨の本来の大切な柔軟性を奪ってしまう治療法は、自然の摂理とは真逆の治療法です。上の女の子の絵のように、直立不動で動きが制限されていると、ある意味では生身の人間ではなく、大袈裟にいうと人形のようにさえ見えます。

私たち人間も動物です。自然界の動物が動きを失うことは、老いること、そして死期を早めることにつながる危険性をはらんでいるということを知っておいてください。とくに、特発性側弯症の子どもたちは若くてまだまだ未来があります。その子の将来を真剣に考えるならば、簡単に背骨がまっすぐにできるからといって、手術で背骨の動きを止めることが良いとはとても思えません。その子の将来のさまざまな健康への弊害を考えたら、安易に背骨の

図 2-9　装具をつけた姿と歩行時の姿の比較

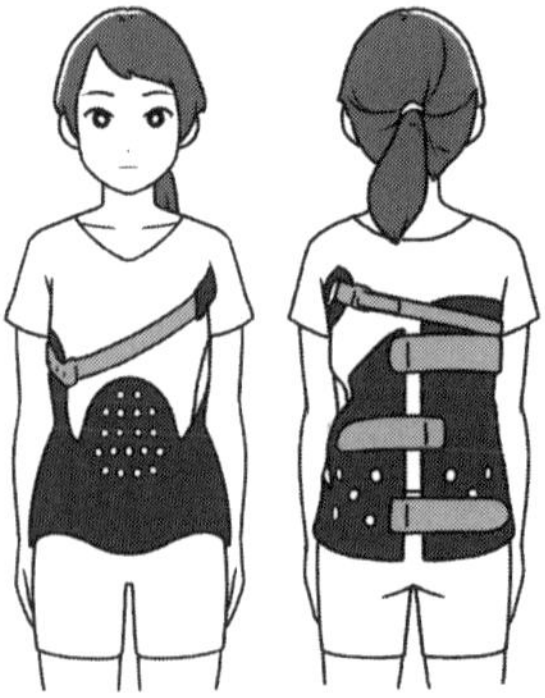

側弯症の装具をつけると…

- 動きを制限する
- 骨や筋肉が弱くなる=背骨の支持力の低下
- 呼吸や循環・免疫機能の低下
- 消化器・泌尿器の機能低下　など

⬇

- 側弯症の改善は期待できない
- 進行の予防が目的
- 装着に苦痛をともなう場合がある

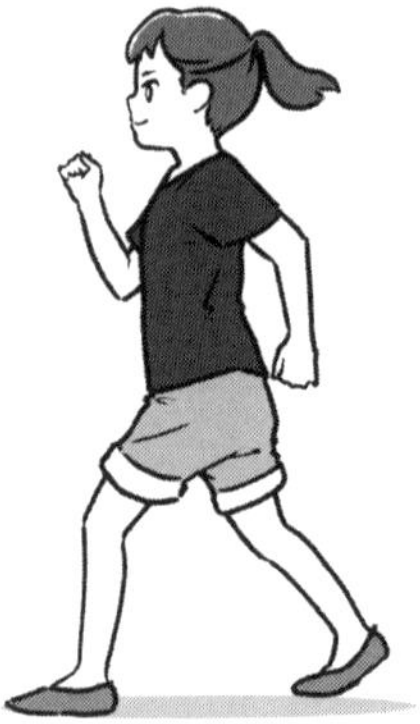

歩くと…

- 動きが活発になり、元気になる
- 骨や筋肉が強くなる=背骨の支持力が高まる
- 呼吸や循環・免疫機能が向上する
- 消化器・泌尿器の機能が向上する

⬇

- 背骨を左右対称にする=側弯の改善
- 脳が活性化され、精神的に安定する

動きを制限することなどできないことは、「背骨の役割」を知れば誰でも想像できることだと思います。

特発性側弯症の患者さんたちには、背骨の関節の動きに制限があります。また、筋肉のバランスの悪さも顕著に見られます。現代医学とは真逆の、運動制限を取り除いて、柔軟な動きができるように治療を根気よく頑張れば、健康的な若々しい背骨を取り戻せます。関節の動きの改善と筋肉バランスを整える歩行や運動、手技治療、日常生活の姿勢で安全に改善していきます。あなたがどういう生き方、生活をするかで、背骨は一生涯変化し続けることを忘れないでください。

POINT

側弯症の治療は、「自然の摂理」に基づき長期的展望に立った安全で穏やかな処置・治療が最も有効。

治療症例2

努力を積み重ねれば、側弯症は改善する

私たち人間は時間軸のある空間のなかで生きています。だから日常の生活で、どういう姿勢をしていたか、どういう動きや運動をしていたかによって、背骨の形は次第に変化していきます。

20代のDさん（写真）を紹介しましょう。小学6年生のときにお母さんが「背骨が曲がっている」ことに気づき、整形外科を受診。側弯矯正装具をつくりました。装具をつけることによる矯正・改善を期待したけれども、まったく効果が見られなかったそうです。

その後、娘の側弯をなんとか良くしてあげたいという思いから、「側弯症が治る」という広告宣伝を謳った高額のカイロプラクティックへ数年間通院したとのことですが、改善が見られないどころか、より一層側弯が悪化するばかりでした。整形外科でもカイロプラクティックでも、「なぜ側弯症になったのか」の原因を見つける検査がまったく行われずに、ただただマニュアルどおりの治療がなされているだけだったのです。

当院初診時に、筋肉や関節の動きの検査、姿勢や歩行の検査をしたところ、股関節の左右

治療症例2（Dさん）

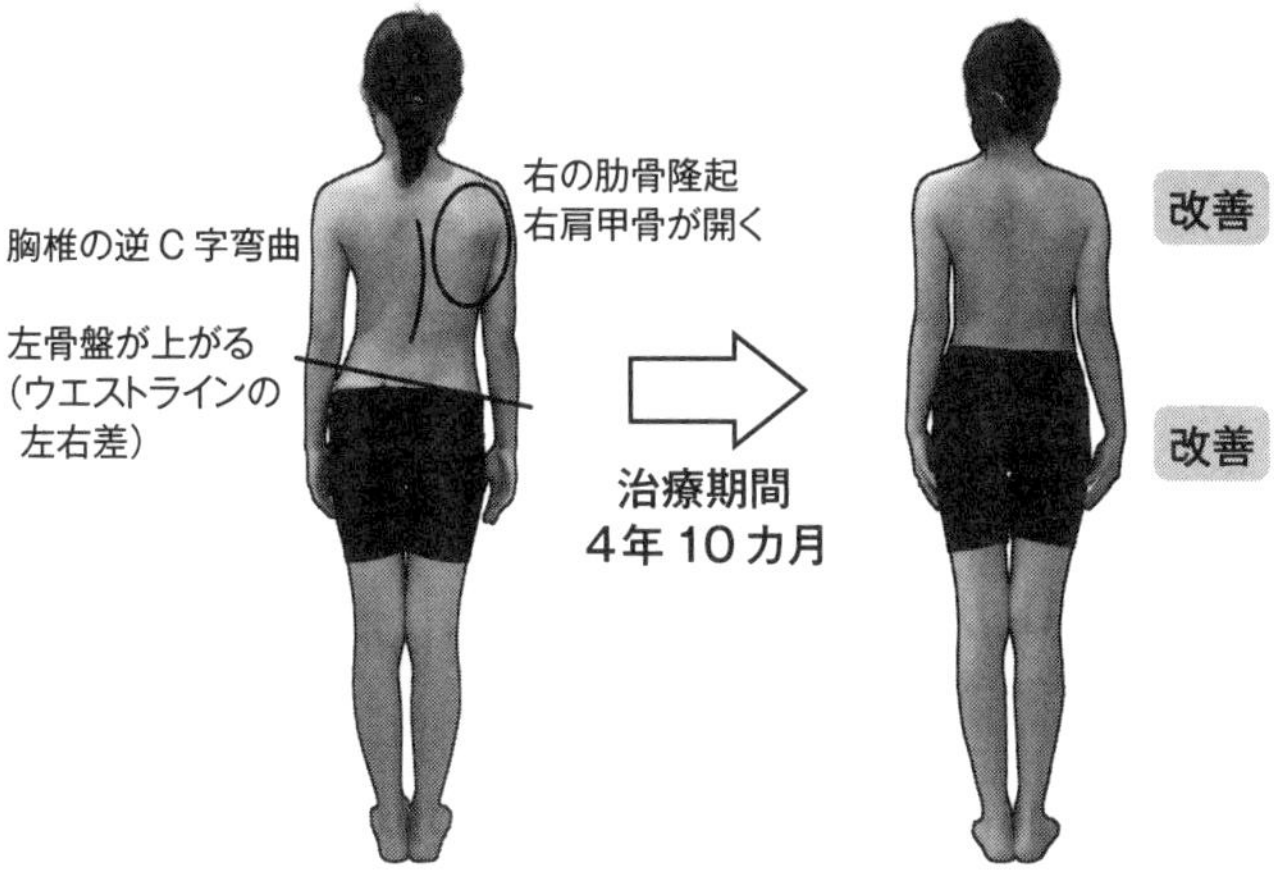

初診時
※21歳6カ月

治療経過時（治療中）
※26歳4カ月

の動きに違いが顕著に見られ、背骨は胸椎が逆C字形に強く曲がっていました。鎖骨や肩甲骨は左右の位置と動きに大きな差がありました。右の肋骨隆起は亀の甲羅《こうら》のように硬くなっており、肋骨はほとんど動かない状態でした（写真・左）。

診察の待ち時間の間、お母さんが娘さんに「正しい姿勢をしなさい」と注意をされていましたが、娘さんは「できない」と少し怒りながら返答されていました。筋肉や関節の動きの検査をしてみると、娘さんご本人の返答を裏付けるように、筋肉や関節が硬すぎて「自分でいくら努力しても正しい姿勢にできない状態」でした。

側弯症の原因となっている生活習慣をあらためため、関節の動きと筋肉の伸びを改善する治療を続けるうちに、亀の甲羅のように硬くなっていた右の肋骨が動きだし、胸郭全体が軟らかく大きく動くようになりました。それにともなって胸椎の逆C字弯曲が減少し、鎖骨や肩甲骨の左右差、右肋骨隆起が目立たなくなりました（写真・右）。

Dさんが帰られた後、次の診察で待たれていた患者のご家族の方が「今の方、側弯症にはとても見えない」とおっしゃっていました。

また、50代の女性のEさん。小学生の頃に側弯を発症し、一目見ただけで服の上からでも右の肋骨隆起がはっきりとわかる状態でした。発症から40年以上も経過しているため、肋骨隆起は目一杯膨らみ、まさに亀の甲羅のように硬くなって動きがない状態でした。

まずは、今までの側弯症の原因となる生活習慣をあらためてもらい、硬くなった関節や筋肉を少しずつ少しずつ動くように時間をかけて治療を続けていくと、なんと、あれほど硬くてまったく動かなかった右肋骨隆起が軟らかくなり動くようになりました。それにともなって胸椎の大きなカーブの弯曲も小さくなりました。今では服の上からでは一見ゆがみがわからなくなっています。

背骨の形は、日常の「生活習慣」の累積の結果です。「変形」の過程も、そして美しい背骨の形づくりの過程も、とてもゆっくりと進行します。生活習慣を変えて努力を積み重ねれば、人はいくつになっても背骨の形が変化していくことを、患者さんたちから教示していただきました。

第3章

背骨が変形する原因

今まで長い間、側弯症の背骨のゆがみの原因が見つからなかったのは、私たちの暮らしのなかで「〝当たり前〟とされている」こと、「意識していない」ことが関係しているためです。

その一つが、「重力」です。地球上の私たちは、重力という力を常に受け続けています。しかし、体に運動マヒなどが起こらない限り、まったく意識していません。この重力が背骨の形に大きく影響しているのです。

もう一つは、「習慣」です。「習慣」と聞くと、すぐにタバコやお酒、過食や偏食などの「悪い習慣」や、運動や歯磨きなどの「良い習慣」といったものを思い浮かべるかもしれません。しかし、これらは誰もがもっている膨大な数の習慣のうちの氷山の一角にすぎません。

例えば、私たちは家に帰ってカバンを置いて椅子や床にくつろいだ姿勢をします。日常のなにげない日課の「習慣」は、何も考えることなく、ただ単にその行為をしています。

患者さんに「家に帰ってからはどんな姿勢で、どんな座り方で過ごしているの？」と尋ねると、頭のなかで思い出し、

「ソファーでクッションを枕にして寝そべってスマホをしています」

「床に体育座りをしてテレビを見ています」

「あぐらをかきながらゲームをしています」

などの答えが返ってきます。

一度「習慣化」された日常の行為や姿勢は、誰かに指摘されない限り、**意識することはありません。**しかも、意思とは関係なく**自動的**に何度も何度も**繰り返しています。**

この第3章では、地球上で暮らす私たちが常に重力の影響を受けながら、日常生活で「無意識に」繰り返される行為や姿勢の「習慣」が、いかに側弯症の原因になっているかということを見ていきましょう。

3-1

側弯症の背骨の曲がり方は回転をともなう

側弯症を本質的に理解していただくために、ここで物理のお話にふれておく必要があります。かなり深い内容になりますが、一般読者の皆さんへ、できるだけわかりやすく要点をお伝えします。

宇宙を形づくる「最小の部品」は素粒子です。もちろん、私たちを含め、ありとあらゆるモノは素粒子でできています。私たちの体や地球、宇宙を形づくっている素粒子、モノには基本的に4つの力が働いています。それは「重力」「電磁気力」「強い力」「弱い力」の4つです。この4つの力はモノを引きつけたり、遠ざけたり、粒子の種類を変えたりします。

まず、強い力と弱い力はともに原子核のなかのミクロの世界でしか働かず、体の構造や機能に直接作用することはありません。これに対して、日常的に馴染み深い電磁気力はプラスかマイナスの電気をもったモノに働きます。なお、人体を構成しているイオンや電子は荷電していますが、全体としては中性です。重力（万有引力）は、ご存じのように質量（重さ）のあるものを近づけようとする力です。そして、体の構造や機能の全体像を考えるとき、最も大きく関与している力が重力なのです。重力は私たちの体を地球に引きつけたり、天体どうしを引きつけ合ったり、多くの惑星やブラックホールなどの天体をつくったりしているため、どちらかというと、とても強いイメージがあるかもしれません。しかし、この世界をつくっている４つの力のなかで最も弱いのが重力です。

この重力がもとで私たちが暮らしている地球が誕生したのは、今から約46億年前です。その後海ができ、海中で生命が誕生したのが約38億年前といわれています。はじめは単細胞だった生物にも多細胞のものが現れ、少しずつ多様化していきます。そして今から約5億年前に現れたのが、体のなかに背骨のある脊椎動物です。最初の脊椎動物から5億年余りの時を経て、人類へと進化しました。つまり、ヒトの姿形には脊椎（＝背骨）動物の歴史が刻み込まれています。

また、私たちの一生もこの重力のもとで誕生し、発育・成長を経た後、老いて死にいたります。時間の経過とともに姿形を変化させていくのです。

重力の方向（重力線）は、地球のどの地点においても、普遍的に地球の中心に向かっています（第5章・図5－4－1）。そして、地球上の生き物は重力の方向を感知する能力をもっています。例えば、私たちは目隠しをされても、どちらが上か下かは簡単にわかります。植物もまた重力を感知しています。放っておいても必ず茎は上を、根は下を向いて伸びていくのはそのためです。このように人を含む生物の姿形は、「重力に応じた姿形」の変化を遂げてきました。背骨の形、そして側弯症の背骨のゆがみの形を考える場合も、この重力を抜きには語れません。

ヒトは立って歩きますから、「直立二足歩行」で移動する動物です。そして長い進化の過程で、重力を感知するしくみが体に備わっているため、誰に教わることなく、自然と重い頭を上にして立ちます。常に重力の方向を体で感知しながら、体のバランスを保っているのです（動的な力学平衡）。私たちが両手に何も持たず自然に立ったときには、背骨は後ろから見れば重力線と一致してまっすぐです。しかし片手に荷物を持ったり、片脚で立ったりすると、体のバランスを保つために背骨は形を変えます。このとき細長い円錐《えんすい》形の背骨は、体の重心を重力線にできるだけ一致させるために、「傾きと回転」で順応します。

地球上の「重力に応じた形」に円錐形があります。具体的にはウシやヒツジの角《つの》、ゾウの牙《きば》、貝殻、ヒトの心臓や筋肉などです。ただし、元は同じ円錐形でも形は違って見えます。

図 3-1-1　円錐（背骨）の曲げと回転がつくる形

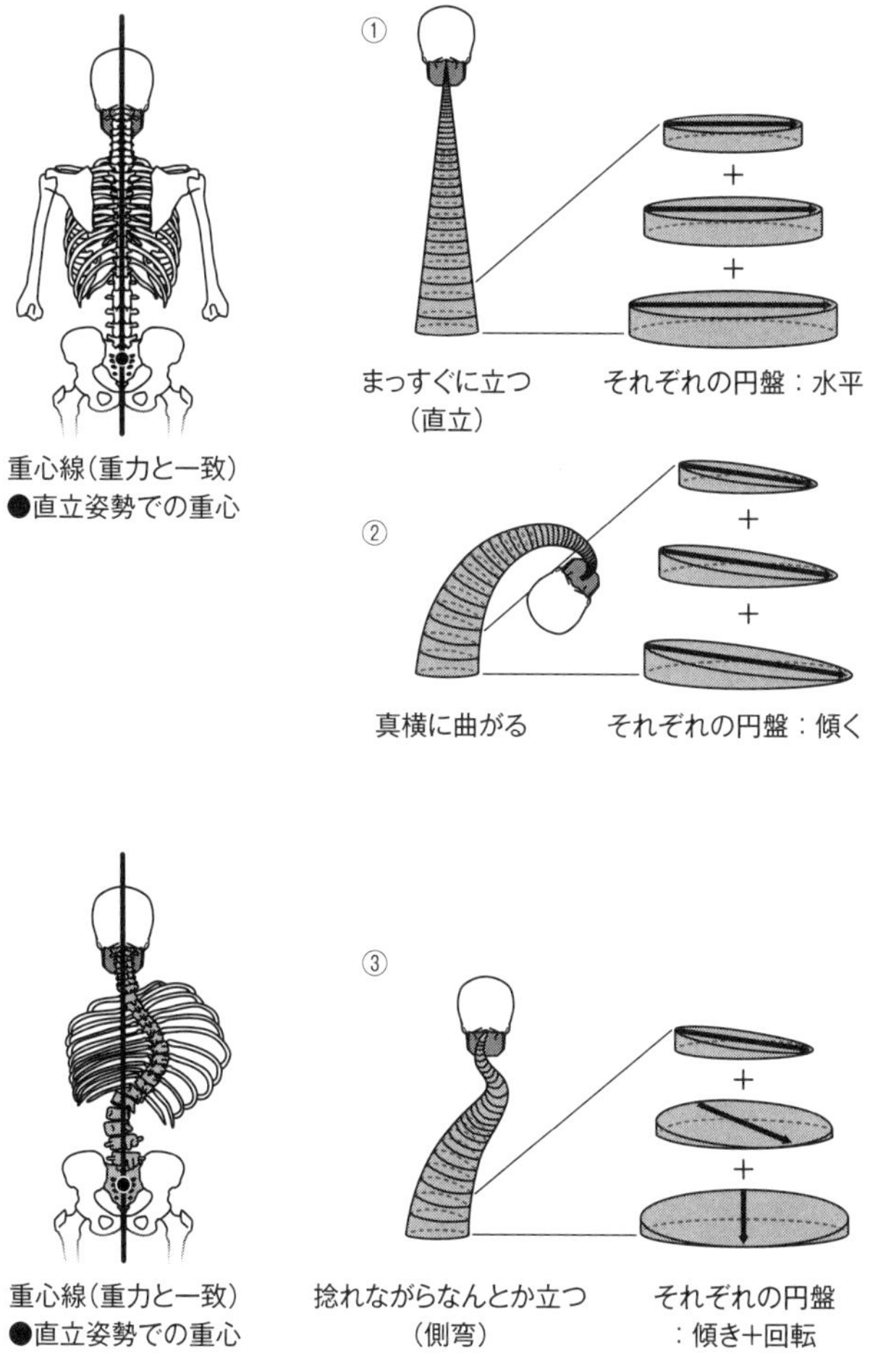

出典：『波紋と螺旋とフィボナッチ』近藤滋 著（秀潤社）を参考に作成

それは、拡大率、曲げ（傾き）と回転（回旋）などが異なるためです。とくに動物の角は、背骨と同じようにいくつもの高さの低い円柱（円盤）が積み重なった形をしています。図3−1−1の①のように、それぞれの円盤が水平であれば、重力の方向にまっすぐ立ちます。②のように、それぞれの円盤が少し傾いた場合は真横に曲がります。③のように、それぞれの円盤の傾きに回転が加わると、①と同様、重力の方向に直立の円錐になります。

背骨は、①から③のどの動きもします。しかし、自然に立ったとき（直立姿勢のとき）は、頭も背骨も重力方向に立つため、①と③の形のどちらかになります。

背骨は本来、体の前後方向から見るとまっすぐなものですが、「特発性側弯症は、それが横に曲がっている変形をさす病気だ」といわれています。しかし実際の側弯症の患者さんの背骨の曲がり方をくわしく触診すると、単に横に曲がっている（傾いている）のではなくて、必ず回転をともなっています（図3−1−2）。側弯症のお子さんが立ったときに、背骨がゆがんだ姿勢をとるのは、重力の方向に体のバランスを保つためで、これはうまく重力の環境に適応した姿だといえます。別の見方をすれば、側弯症のお子さんにとって、重力のもとでの「最も安定した立ち方」は、背骨をゆがめた形なのです。

図3−1−3は、円柱を胴体に見立てて側弯症の外見（皮膚上のしわや溝）を簡略に示し

図 3-1-2　側弯症の背骨の曲がり方（一例）

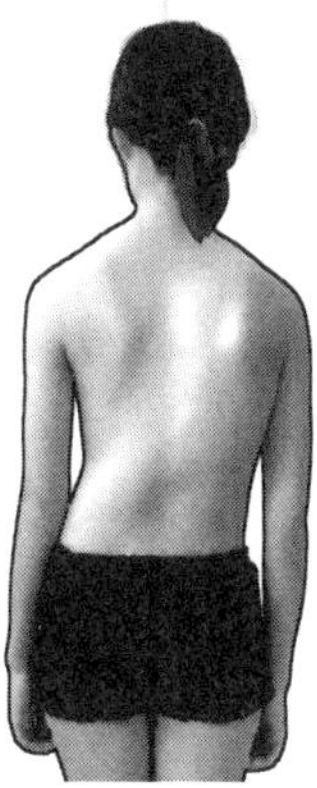

側弯症の背骨：
圧迫＋曲げ＋回転

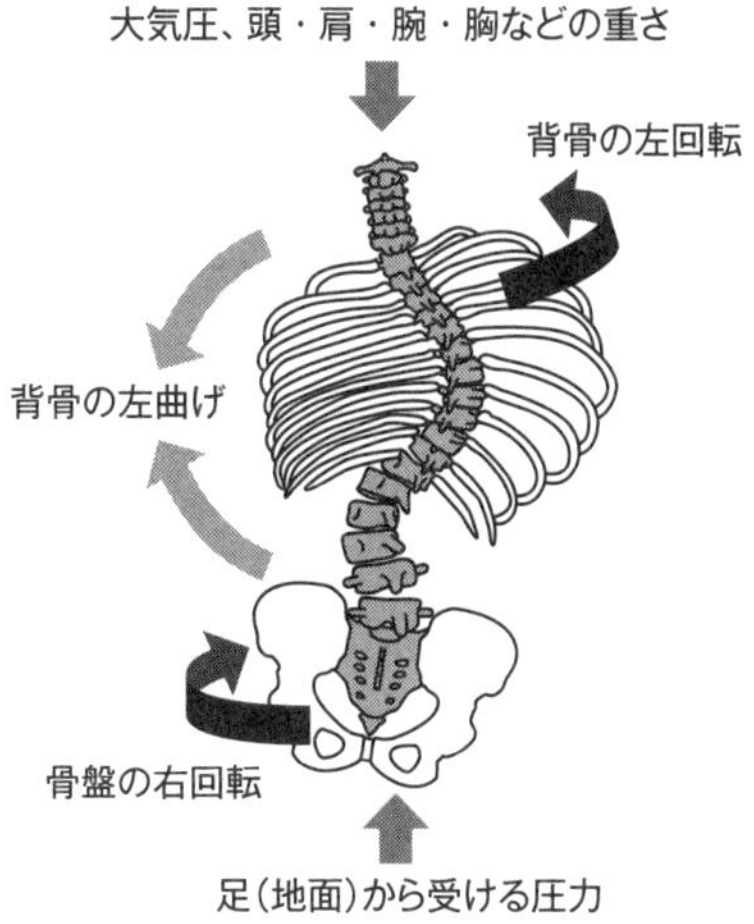

図 3-1-3　胴体への力のかかり方

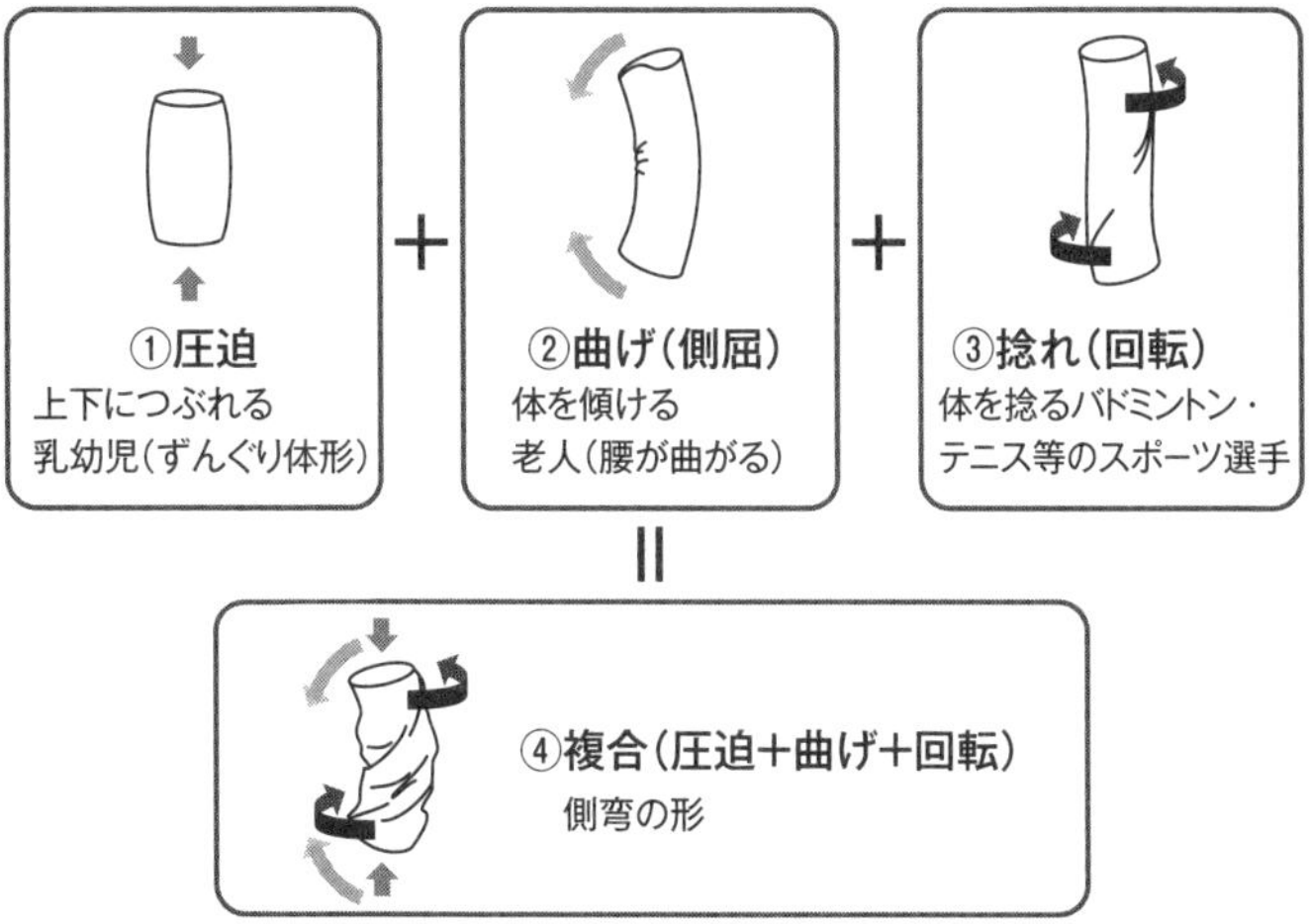

出典：『筋骨格系のキネシオロジー 原著第2版』Donald A. Neumann 原著、
嶋田智明・有馬慶美 監訳（医歯薬出版）を参考に作成

たものです。胴体にどんな力が加わるかで、胴体の形の変化の違いがわかると思います。①は重力に押しつぶされた、ずんぐりした体形。②は体を片方に曲げた姿勢。③は体を捻った姿勢。④は側弯の姿勢です。側弯症の胴体の捻れた形は、単に横に曲がっているのではなく、「圧迫＋曲げ＋回転」という複合した形、いってみれば「雑巾《ぞうきん》を絞った形」となります。

背骨の弯曲が大きくなると背骨の「支持性」が弱くなるため、直立した姿勢では重力で全体的に上から押しつぶされたようなずんぐりとした体形（胴体）になります。逆に治ってきて弯曲が小さくなると、背骨の「支持性」が強くなるため、重力に抗《あらが》ったスマートな体形になります。

例えば、立って歩きはじめた頃の赤ちゃんは、重力に抗う筋肉（抗重力筋）も骨も未発達のために弱いので、全体的にずんぐりとした体形をしています。しかし、しっかり歩けるようになるにしたがって、重力に抗う筋肉と骨が発達し、引き締まったスマートな体形へと変化していきます。また、年老いて歩く量が減ると、筋肉が衰え骨が脆くなり、再びずんぐりとした体形に戻ります。この赤ちゃんおよび、お年寄りと同じことが側弯症の子どもたちにもいえるのです。

日常生活のなかで歩行や活動量の少ない側弯症の子どもたちは、重力に抗うための筋肉がとても弱いため、そして背骨の弯曲が大きいために、背骨の「支持性」が非常に弱く、重力に押しつぶされた体形になっています。しかし、歩行や適切な治療で背骨の弯曲が小さくなり、筋肉の力も強くなると、背骨の支持性が増してスマートな美しい姿勢になってきます。

一般的に、側弯症のお子さんに「華奢な女の子」が多いのは、女の子は体が軟らかく筋肉量が少ないため、背骨の「支持性」が弱いということが理由です。また、もう一つ、図３－１－３からいえることは、バドミントンや卓球などの競技スポーツをやっていて、一方向に上体を捻る動きが極端に多い子どもにも発症する可能性があるということです。

POINT

側弯症の背骨のゆがみは、複合的な曲がり方をする。重力の方向に姿勢のバランスを保つために背骨は曲がっている。

側弯症はヒト化過程を阻害された生体反応

地球上のヒトを含むすべての生物には、常に普遍的な重力の力が働いており、その結果として、体の形とその機能がつくられます。

ではここで、側弯症が背骨だけでなく胸（胸郭）の変形をもともなった病気であることを見ていきましょう。まず、胸郭について知っていただきたいと思います。胸郭とは、胸椎と左右の肋骨、それに胸の前面・真ん中にある胸骨からなる籠《かご》状の骨格のことです。胸郭によって、心臓や肺をはじめとする臓器が正しい位置に支えられながら守られています。肋骨は、骨というイメージから硬い剛体《ごうたい》と思われるかもしれませんが、実際は弓状の細長い形で弾力があり、前後左右に柔軟に動きます。そのため、肋骨（胸郭）は形を変えやすいともいえます。

胸郭の形は、背骨と同じように脊椎動物の進化の過程でも、ヒトの発育・成長、そして老化にいたる過程でも変化し続けます。

進化の過程で見ると、タイやサバなど多くの魚の体は左右に平たい側扁《そくへん》をしています。当然、胸郭も左右につぶれた「縦長楕円形」をしています。一方、カエルなどの両生類やワニなどの爬虫類は、横幅が広く扁平《へんぺい》な「横長楕円形」になっています。そして、哺乳類のウマやイヌなどの四足動物では再び横幅が狭い「縦長楕円形」となっています（次ページ・図3－2－1）。

ヒトの胸郭の形は、胎児では幅が狭い「縦長楕円形」ですが、大人では扁平な形の「横長楕円形」です。そして年老いて腰が曲がった姿勢になると、再び「縦長楕円形」へ変わります（ただし、胎児と老齢期の胸郭は、魚や四足動物ほど縦に長くはなく、「横長楕円形」に厚みが出たような「円形」に近くなります）。

こうした**胸郭の形**は、**生息環境**とその動物の**姿勢や移動様式によって変化**します。水中に生息する魚類には浮力が働き、左右のうねり運動に適した「縦長楕円形」となりました。生息環境が水中から浅瀬、そして陸上へと変わると、重力のもとで体は上からの大気圧と体の重さの圧力を受けることになり、姿勢を低くして地面に腹をつけている両生類や爬虫類は、上下から押しつぶされて「横長楕円形」になります。

図 3-2-1　胸郭の形：縦長楕円形と横長楕円形

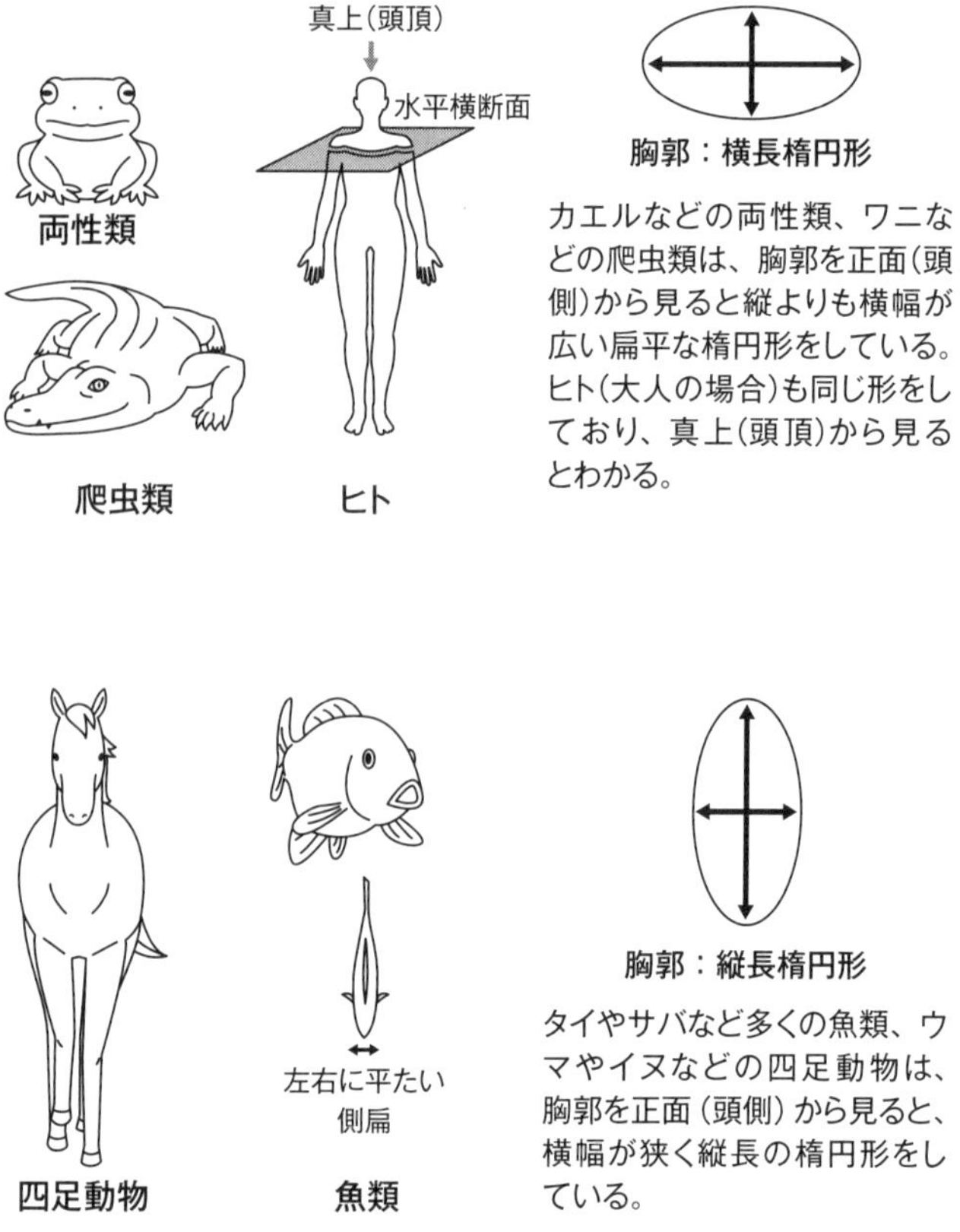
真上(頭頂)
水平横断面
両性類
爬虫類
ヒト
胸郭：横長楕円形
カエルなどの両性類、ワニなどの爬虫類は、胸郭を正面(頭側)から見ると縦よりも横幅が広い扁平な楕円形をしている。ヒト(大人の場合)も同じ形をしており、真上(頭頂)から見るとわかる。
四足動物
左右に平たい
側扁
魚類
胸郭：縦長楕円形
タイやサバなど多くの魚類、ウマやイヌなどの四足動物は、胸郭を正面（頭側）から見ると、横幅が狭く縦長の楕円形をしている。

出典：『究極の身体』高岡英夫 著(講談社)を参考に作成

【図 3-2-1 補足】　胸郭の形：縦長楕円形と横長楕円形

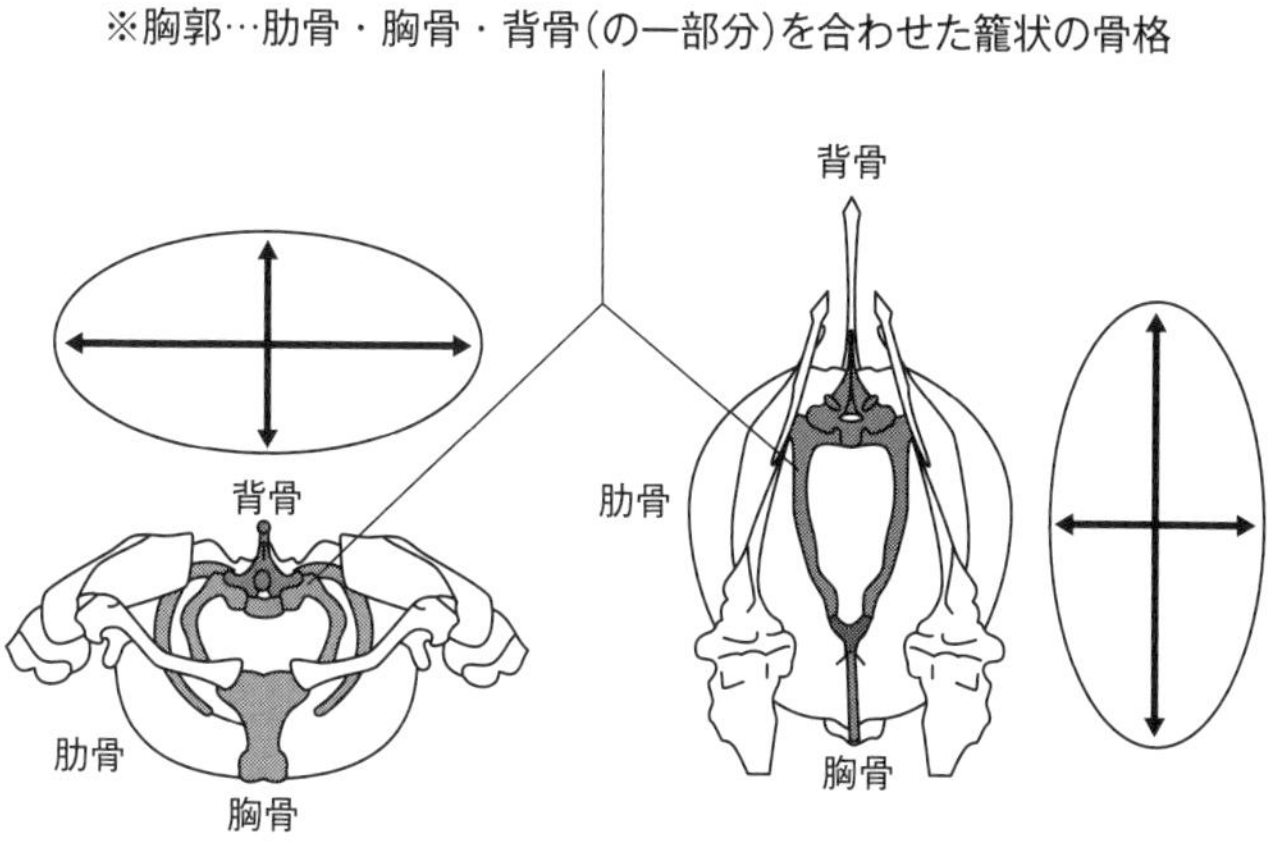

ヒトの胸郭
（頭頂から見た図）

ウマの胸郭
（正面の頭側から見た図）

出典：『季刊 構造医学 11号』吉田勧持 著（エンタプライズ）

四足動物のウマやイヌでは、重力に抗って４本の脚で体重を支えなくてはなりませんが、反対に内臓は重力によって引っ張られるため、背骨の腹側に吊り下げられる形となります。このようにして胸郭が「縦長楕円形」へと変化しました。四足動物の胸郭の形は、わかりやすいイメージでいうと、昔の駕籠《かご》に似ています。先棒《さきぼう》と後棒《あとぼう》を担《かつ》ぐ人を、それぞれ前脚と後ろ脚だと見立てると、芯棒《しんぼう》（梁《はり》）が背骨で、内臓がお客さんに当たります。お客さんを乗せて駕籠を持ち上げると重さによって芯棒がたわみます。こうした形の芯棒では、予《あらかじ》め真ん中が持ち上がるように（凸《とつ》状に）曲がっていると、どの部分にも均等に力がかかり最も少ない材料ですみます。四足動物も吊り下がった内臓の重みを支えるために、背骨はアーチ橋のように後弯しています。

ヒトの直立姿勢では、四足動物とは異なり、内臓が背骨と平行に吊り下がります。このとき胸郭は重心を体の重心線に近づけようと形を変えていきますが、胸郭が前後に平たいほど臓器を支えやすくなります。また、ヒトの胸郭の形は、楕円の中心部に向かって胸椎がめり込む形になっています。そのため**ヒトの胸郭の形は前後から押しつぶしたような「横長楕円形」**となったのです。

進化の過程だけでなく、誕生からハイハイ、ヨチヨチ歩き、そして大人のようにしっかり歩くまでの成長の過程でも同じように胸郭の形は変化します。母親の羊水のなかの胎児は「縦長楕円形」をしています。ハイハイの時期の赤ちゃんでは、赤ちゃんの体形からもわかるように、胸郭はまだ前後方向に厚みがあります。その後、立って歩くようになり、元気いっぱいに走りまわる幼児期から活発に活動する成人への成長の過程で、背骨の生理的S字弯曲（腰椎の前弯）が完成するにしたがって、胸郭はだんだんと横幅が広い扁平な「横長楕円

図3-2-2　胸郭の横断面の比較

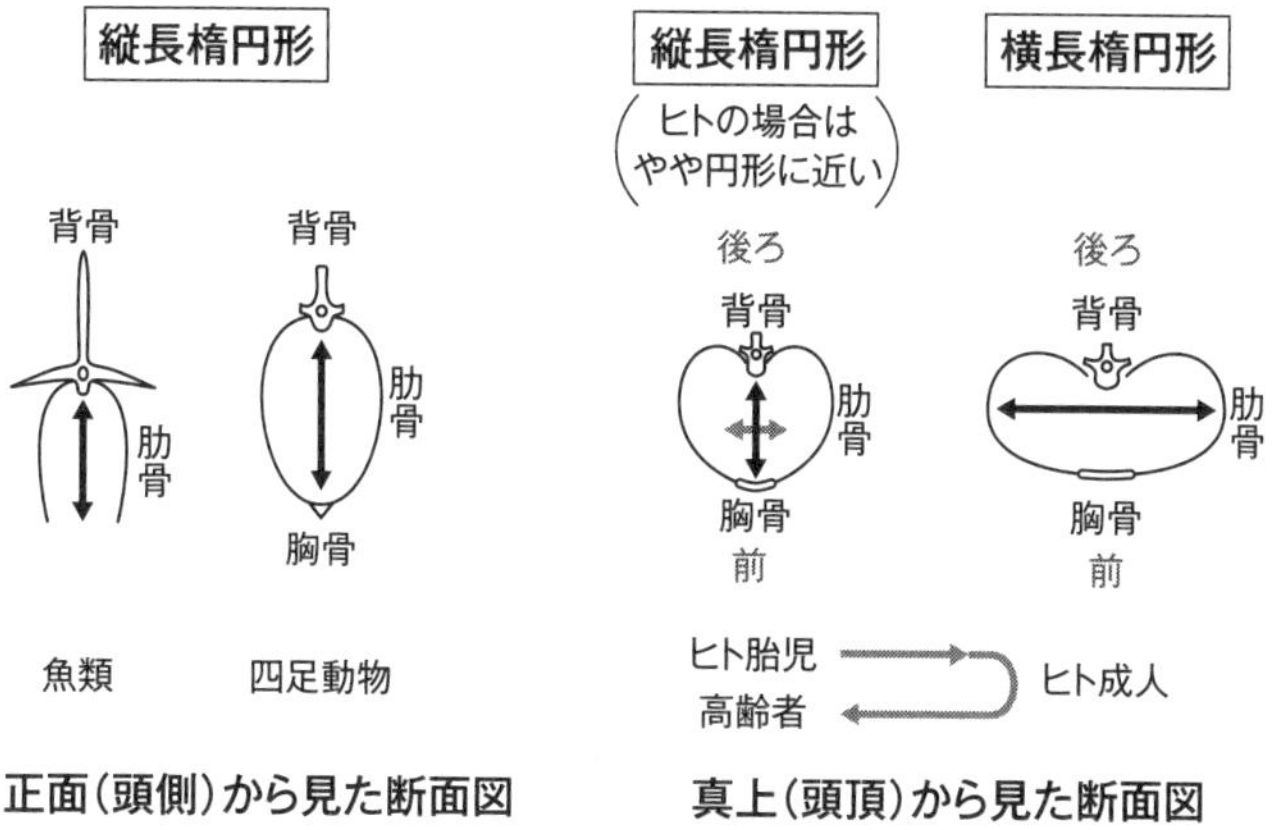

出典：『ヒトのかたち5億年』犬塚則久 著（てらぺいあ）を参考に作成

形」になっていきます。さらに年老いて歩行量が減り、前かがみの姿勢になると、内臓の重みで胸郭が前後に分厚くなるため、再び横幅の狭い「縦長楕円形」へと変化します（図3-2-2）。

次に、胸郭や腹部に入っている内臓器官の話をしましょう。動物のすべては生きるために必要なエネルギーを外界から食物をとおして獲得しなければなりません。この宿命のために、最初はミミズのように単純な1本の管《くだ》（腸）から、環境に応じて複雑な内臓器官を進化・発達させてきました。私たちの外見（骨格）は左右対称ですが、内臓の配置は非対称です。そして、**体内におけるこの臓器の**

【図 3-2-2 補足】 ヒトの成長・老化、進化での胸郭の変化

〔成長・老化の過程〕

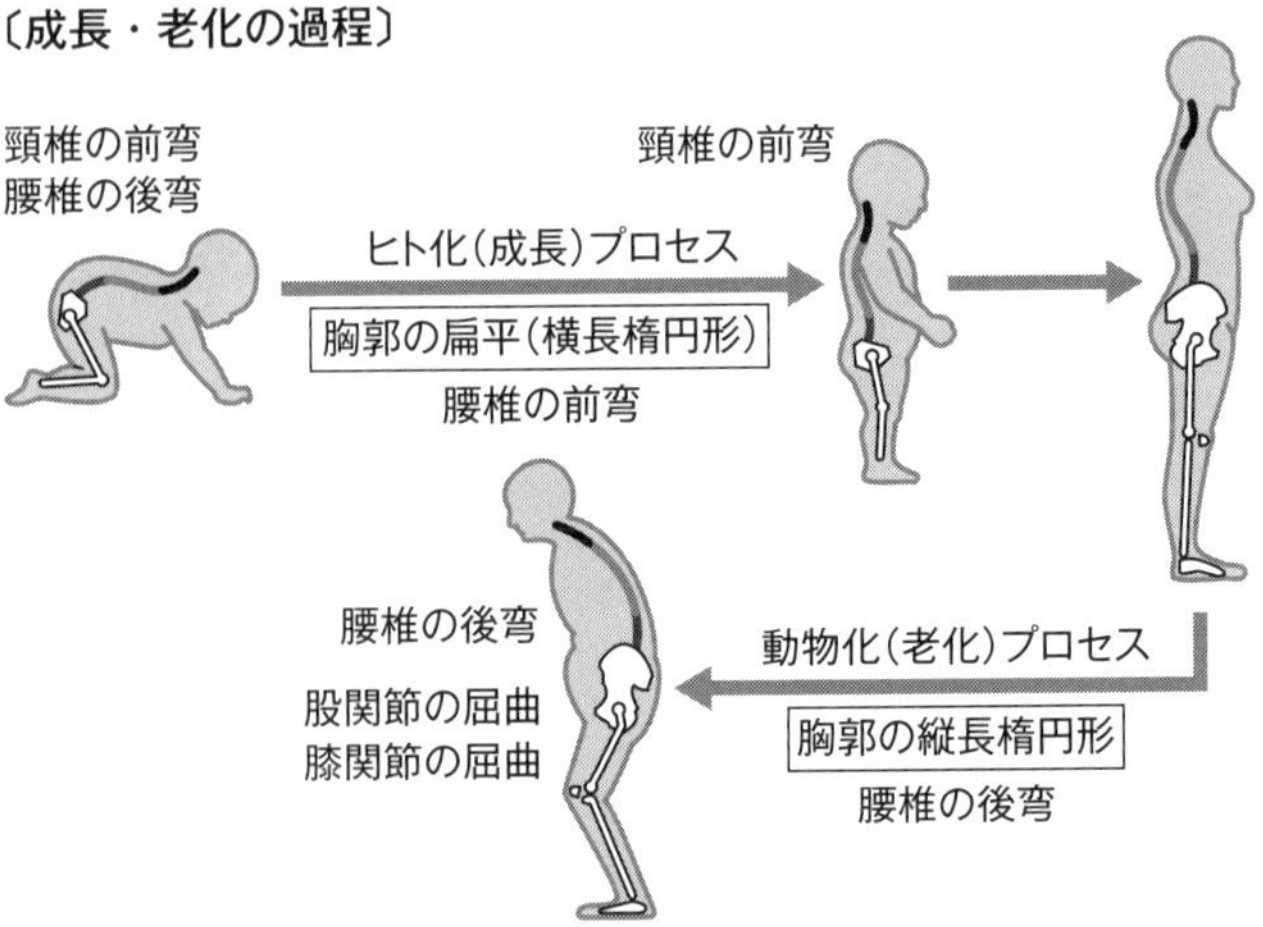

※胸郭は、姿勢や移動様式、生活環境によって変化する。

〔進化の過程〕

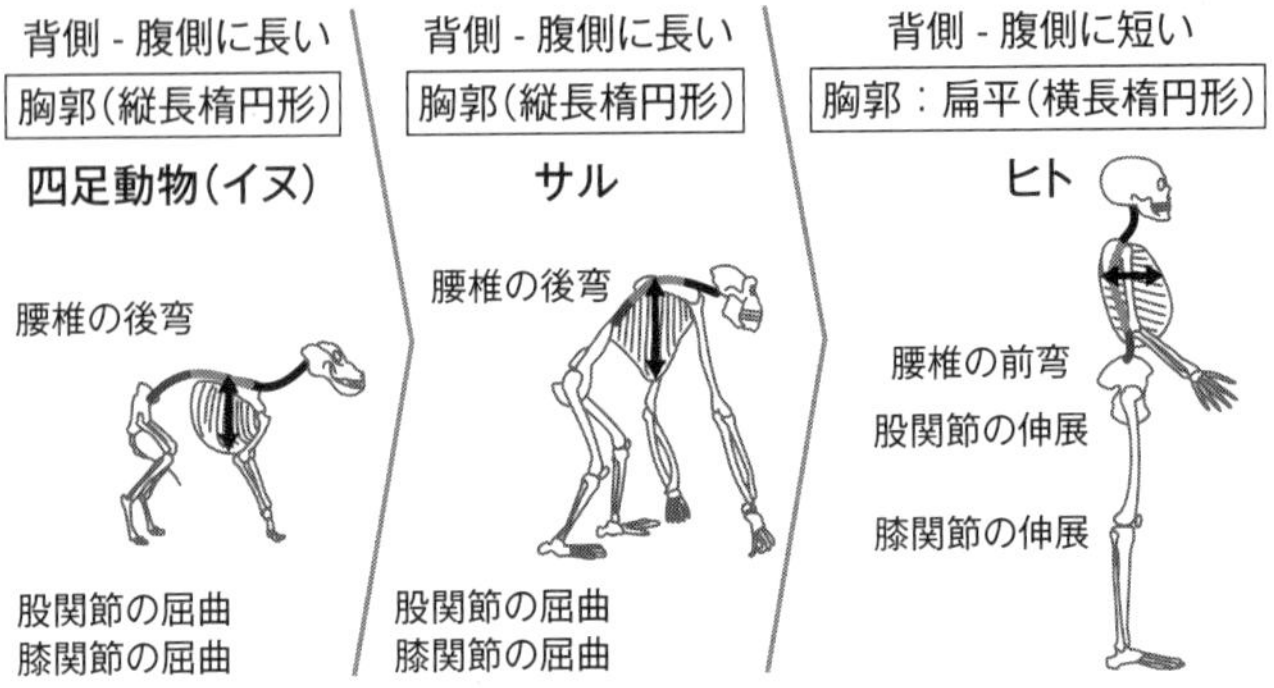

出典：『動作練習 臨床活用講座 動作メカニズムの再獲得と統合』
石井慎一郎 著（メジカルビュー社）、
『『歩行』と『脳』』 吉田勧持 著（エンタプライズ）を参考に作成

位置や配列は適当に詰め込まれたものではなく、**機能が最大限に発揮されるように配置されています。**

四足動物の移動様式は頭を先頭にして水平に進みます。補食・消化吸収・排泄を担う内臓器官については、口は前にあり肛門が後ろにあります。水平の姿勢と移動様式に基づいた内臓器官の機能的配列がつくられているのです。しかし、ヒトは直立で進み、口は上にあり肛門が下にあります。当然、直立の姿勢と移動様式に基づいた内臓器官の機能的配列がつくられています。

また、胸郭の形が四足動物は「縦長楕円形」、ヒト（成人）は「横長楕円形」をしています。この形の違う両方の胸郭のなかには同じ臓器が入っていますが、位置関係もほぼ同じです。進化や発育・成長の過程で「縦長楕円形」から「横長楕円形」へと胸郭が変わることに連動して、内臓器官も右へ90°回転することでうまく収納されてきたのです（次ページ・図３－２－３・①）。

では、内臓器官の回転を具体的にイヌとヒトの心臓で確認してみましょう。図３－２－３・②は、イヌとヒトの胸郭内の心臓の位置を示したものですが、心尖部《しんせんぶ》（心臓の下の尖《とが》った部分）の向きが違います。イヌは進行方向に対して50°の傾きをもって心尖部が後ろに向い

図 3-2-3　胸郭の形の 90°回転と胸郭内の内臓器官の右回転

〔①胸郭の右回転〕

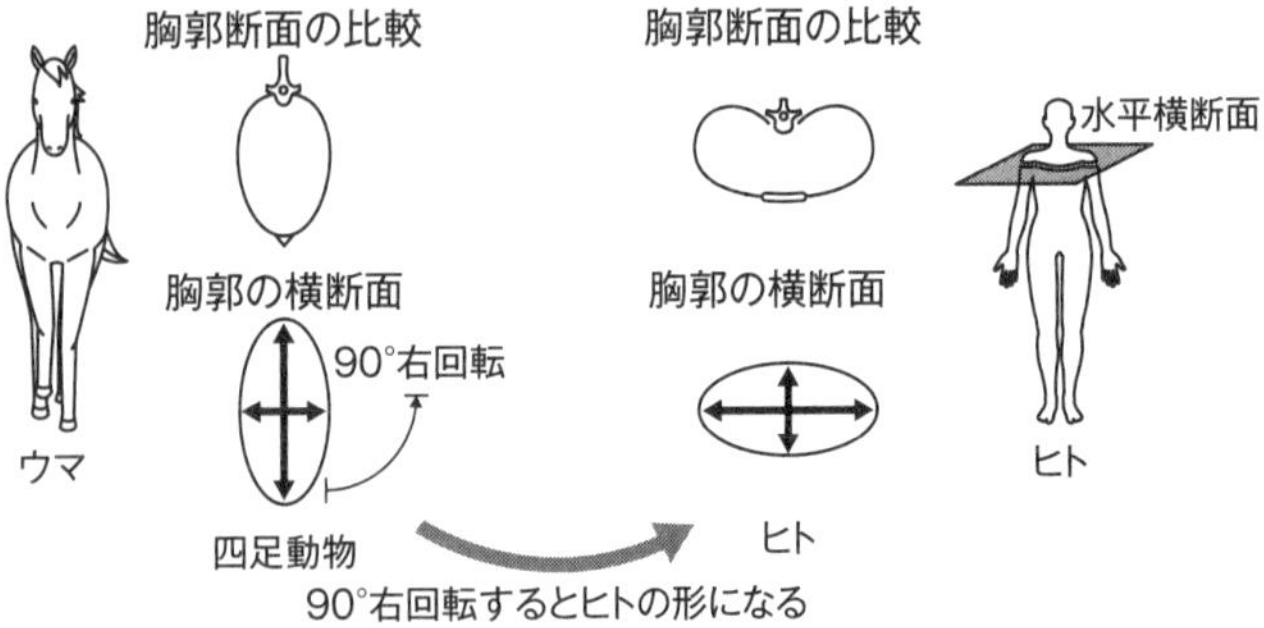

〔②内臓器官の右回転〕

【ヒトとイヌ（四足動物）の心臓の位置】

イヌもヒトも心臓は約 50°傾いており、心臓の心尖部（心臓の下の尖った部分）は、イヌは後方に向いている。ヒトでは左に向いている。

ヒトの心臓はイヌより右回りに 90°回転している。

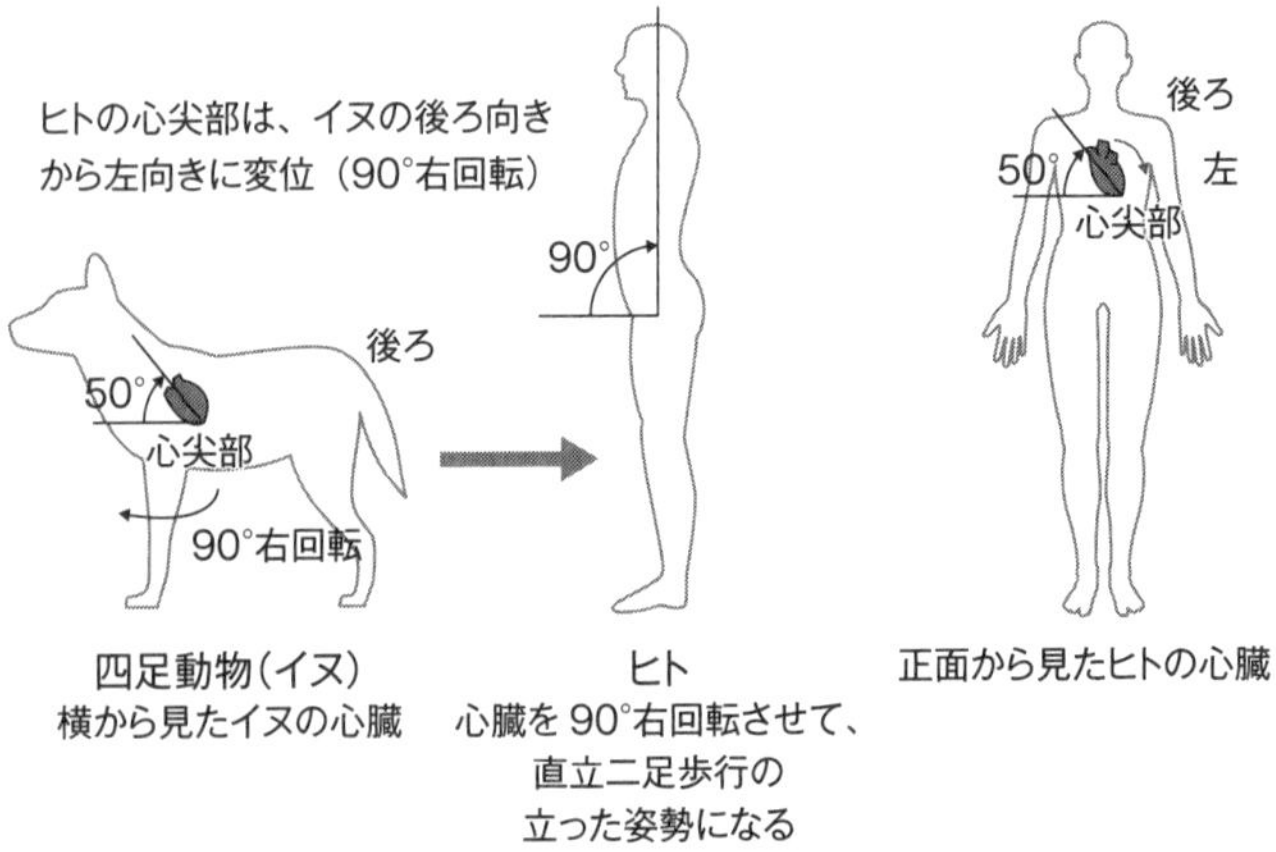

出典：『季刊 構造医学 11号』吉田勧持 著（エンタプライズ）を参考に作成

ています。ヒトの心尖部も50°の傾きをもっていますが、左に向いています。つまり、前後に向いていた心臓が左右に変位したということになります。これは、四足動物から直立二足歩行をするために立ち上がったヒトの心臓が、右回りに90°回転したということなのです。

ヒトはこうした環境への適応を経て、直立二足歩行に適した内臓器官の機能的配列を保っています。すべての生き物の臓器は、その機能が最大限に発揮されるように、必要に応じて変化をしながらつくられているといえるでしょう。なお、発生学においても、内臓器官が受精から誕生までの過程で回転してきたことが実証されています。

では、なぜ側弯症において背骨と胸郭は変形するのでしょうか。

背骨と胸郭は、手足の動きや呼吸運動などにともなって動くため、弾力性があり柔軟に形が変わる骨格です。また、**背骨の形と連動して胸郭の形も変化します。**先述したように、**腰椎が前弯（S字弯曲）した背筋《せすじ》の伸びた直立姿勢では、胸郭は扁平の「横長楕円形」になります。**一方、**腰を丸めたときのような四足動物と同じC字弯曲の姿勢では、胸郭は「縦長楕円形」になります。**しかし、**胸郭のなかの内臓器官は右回転した「横長楕円形」の配置でないとヒト本来の機能が十分に発揮できません。**

日常生活で体育座りなどの腰を丸くする姿勢が続くと、胸郭は左右がつぶれた「縦長楕円形」になろうとします（体育座りについては、３－６で詳述）。すると当然、胸郭のなかにある内臓器官の形や配置の変化が強いられます。とはいえ、内臓器官の形や配置が変わってしまうと、血液循環や内臓の機能低下が起こりますから、そう簡単に配置を変えるわけにもいきません。そこで内臓器官は機能を失わないために、なんとしても「横長楕円形」を維持しようとします。この矛盾を解決するために左右がつぶれた「縦長楕円形」になろうとする胸郭に対して、右回転の力がかかっている内臓器官は、内側から右の肋骨を外と後ろへ押し拡げて「右肋骨隆起」をつくることで、その配置と機能を維持します。

また、右肋骨の右回転に対して、背骨は逆回転の左回転をすることで姿勢のバランスを保ち、内臓器官を保護します。この状態が側弯症です。これら一連の体の生体反応による形の変化は、側弯症患者さんの実像（側弯化する過程）とも一致しています（図３－２－４）。なお、背骨の左回転運動を繰り返すスポーツ（バドミントン、テニス、卓球等）をしている人の場合は、まず背骨が左回転状態になり、その後、内臓器官保護のために「右肋骨隆起」が起こります。

ちなみに、側弯症では骨盤の変形もともないますが、骨盤のほとんどは硬い骨でつくられ、関節の動きも少ないために一見するとわかりません。詳細で丁寧な検査によってのみ、

図 3-2-4　側弯化する過程

真上（頭頂）から見た胸郭の断面図

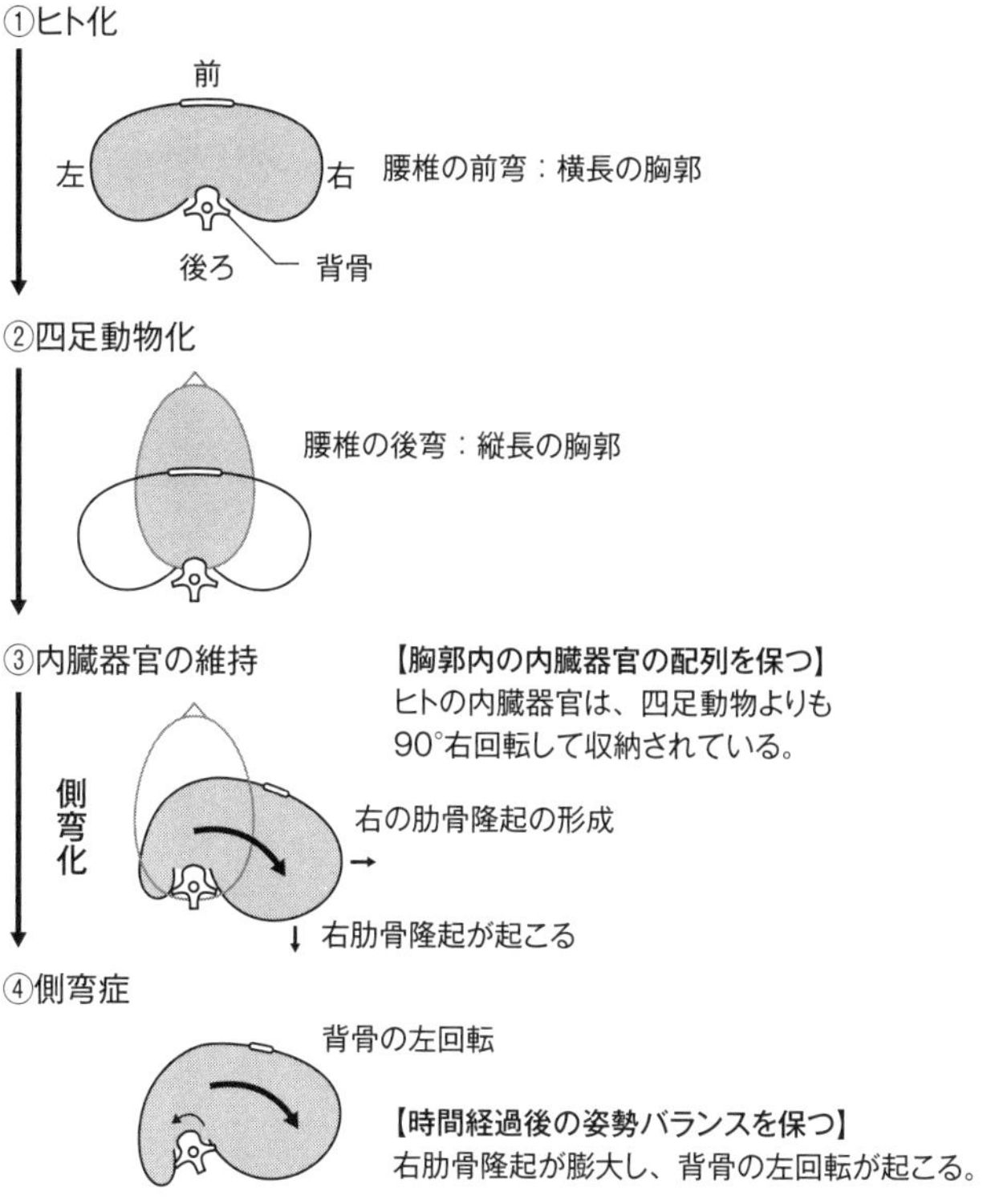

背骨の形と胸郭の厚さの関係

〔胸郭〕

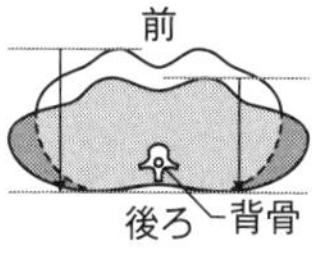

分厚い
（背骨C字形）
↕
扁平
（背骨S字形）

猫背（円背〈えんぱい〉）になるなど、背中が曲がり背骨の形が変わると、連動して胸（胸郭）の形も変化する。

わかります。

側弯症の背骨のゆがみは、姿勢や移動様式、生活環境に対して長い時間をかけて体が適応した姿形です。また、体内の内臓器官も長い時間をかけて側弯の形に合った機能適応をしています。それをいきなり装具や手術で無理やり矯正固定して姿形を変えてしまったら、内臓器官の形や位置が急激に変わるために、循環器・呼吸器・消化器・泌尿器などの機能に問題を起こす可能性があります。ですから、側弯症の背骨を治すときは、内臓器官の機能的配列を考慮して、患者さんの体調を見ながら、緩徐《かんじょ》に愛護的に治療を進めることが極めて重要なのです。

POINT

背骨の生理的S字弯曲（頸椎と腰椎の前弯）を壊す体育座りなどの悪い姿勢は、背骨や胸郭、骨盤をゆがめ、血液循環や内臓器官の機能低下をまねく。

3-3

変形は「小さな力」によって起こる

側弯症と同じように骨と関節が変形する病気に「外反母趾《がいはんぼし》」（図3-3-1）があります。足の親指（母趾）のつけ根が外にぼこっと突出する病気で、ご存じの方も多いかと思います。若い頃に足先の尖ったオシャレなハイヒールを日常的に履いていた、年配のご婦人などに多い病気です。

　長時間、足先の尖ったハイヒールを履いていると、そのクツの形に合わせる力が足指にかかり続けます。それでも、履きはじめた頃はクツを脱げば「変形させる力」が取り除かれるので、すぐに元の位置に親指が戻ります。

図 3-3-1　外反母趾の骨の状態

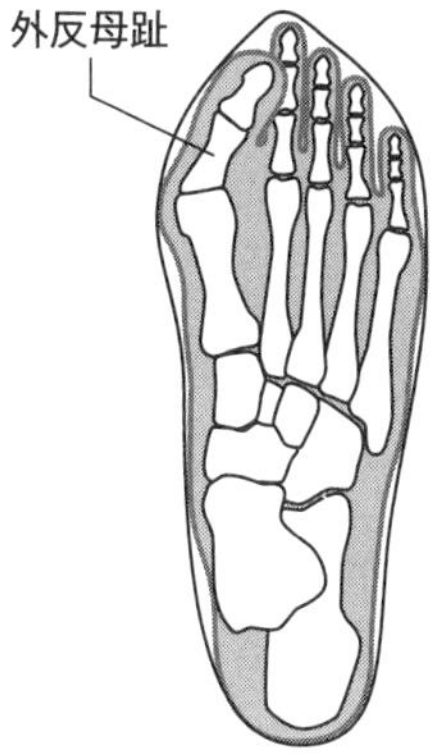

出典：『構造医学の臨床』吉田勧持 著（エンタプライズ）を参考に作成

図 3-3-2　力の大きさの違いによる変形

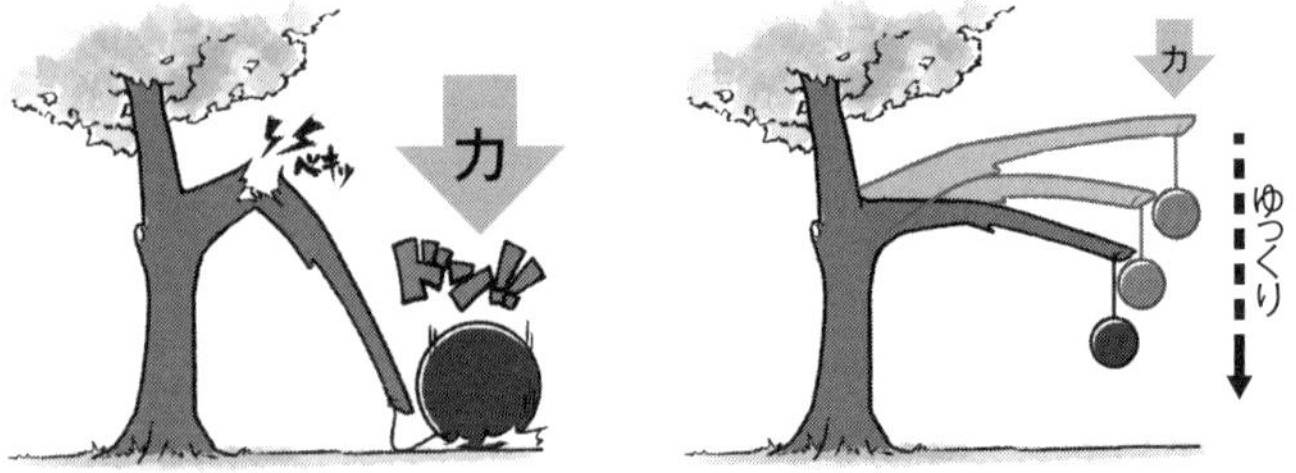

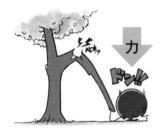

「大きな力」で一瞬に折れる

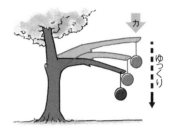

「小さな力」でゆっくり曲がる
＝
変形する

出典：『筋骨格系のキネシオロジー 原著第2版』Donald A. Neumann 原著、嶋田智明・有馬慶美 監訳（医歯薬出版）を参考に作成

ところが長い期間、このような生活を続けていると、クツを脱いだ後も元に戻らなくなります。これは母趾（足の親指）のまわりの伸び縮みする筋肉や靭帯の一方が伸び切り、一方が縮んだために起こる現象です。

また、骨折した後、長期間ギプス固定をして動かせない状態が続くと、関節のまわりの筋肉が伸び縮みしなくなって固定した形に変形しますが、これも同じような現象といえるでしょう。

逆にこのような体の特性を利用しているのが、側弯症の装具療法となります。長時間・長期間、動きを制限することでまっすぐな背骨をつくろうというわけです。しかしここに重大な問題が生じます。装具の固定で仮に背

骨がまっすぐになったとしても、背骨の本来のしなやかな動きは失われてしまいます。

図３－３－２のような植物の枝であれ、人の背骨や関節であれ、金属の板であれ、地球上で変形を起こすものは、「小さな力」であっても、「長時間」繰り返し繰り返し力がかかり続けると、知らず知らずのうちに形が変わる「変形」を引き起こすのです。それはゆっくりゆっくり、しかし時間を経ただけ確実に変わっていきます。

骨や枝が折れる、ガラスのコップが割れるといった目に見える破壊は「大きな力」が「瞬時」にかかったことによって起こるので、誰でもすぐに原因がわかります。ところが体の一部分が変形する病気の原因は、意識されない「小さな力」が長い時間をかけて徐々に進行するために見つけにくいのです。

POINT

変形は「小さな力」が「長時間」繰り返しかかり続けることによって起こる。

3-4

変形は「時間」の積み重ねによって起こる

私たちは地球上に生まれ落ち、幼児から成人し、やがて老いて死んでいきます。過去から今、そして未来という、一方向の時間の流れのなかに組み込まれて生きているのです。「時間はエネルギー」です。**物体に何か変化を起こさせる根底に「時間」という要素**がありま す。人を含む生き物の姿形は、すべて「時間」が積み重なっていくために不変ではありません。時間の流れとともに、体も心も刻々と変化し続けるのが世の常です。とくに変形をともなう側弯症の場合は、「時間」がとても重要な要因となります。

一時的に短時間、私たちが日常生活のなかで背骨にゆがみが生じる悪い座り方をしていても、その原因が取り除かれ、その後に歩行や運動、正しい姿勢をとっていれば、背骨のゆがみは解消され、問題にはなりません。このような状態は「**機能性側弯**（一時的な側弯状態）」といわれるものです。

ところが、**何度も繰り返し長時間・長期間**、日常生活のなかで背骨にゆがみが生じる悪い座り方をしていた場合は、最初の一時的な背骨のゆがみが解消されずに残ります。毎日、繰り返し繰り返し背骨をゆがめる悪い姿勢をしていれば、それは累積しますから、結果として**背骨のゆがみが進行**していきます。この時間の積み重ねが、背骨のゆがみの形に適した筋肉の伸び縮み、関節の動きをつくってしまうのです。こうなると、背骨の形を決める筋肉や関節に影響がおよぶため、**自分の力で背骨を正すことができない、常に背骨がゆがんだ形の「変形」**が起こります。これを、機能性側弯に対して**「構築性側弯症」**といいます。

ここで一つ実例を紹介しましょう。ある時、「息子の姿勢が悪くなってきたので診てもらいたい」ということで、お母さんが中学生の息子さんを連れて来院されました。息子さんに話を聞くと「椅子に、毎日変な格好で座っていたら、最近（背筋を伸ばした）きちんとした座り方がしにくくなった」とのことだったので、息子さんに「いつもどんな座り方をしているの？　一度ここでやってみて」と言って、実際に椅子に座ってもらいました。すると、腰椎の後弯した仙骨座り（第5章・図5－3－3）や、スマートフォン・タブレットを見るときの首や腰を丸くした座り方（第5章・図5－5－4）をしていることがわかりました。また、学校でも家でもしているとわかりました。背骨を触診検査すると、典型的な側弯症の形

図 3-4　時間と変形の関係

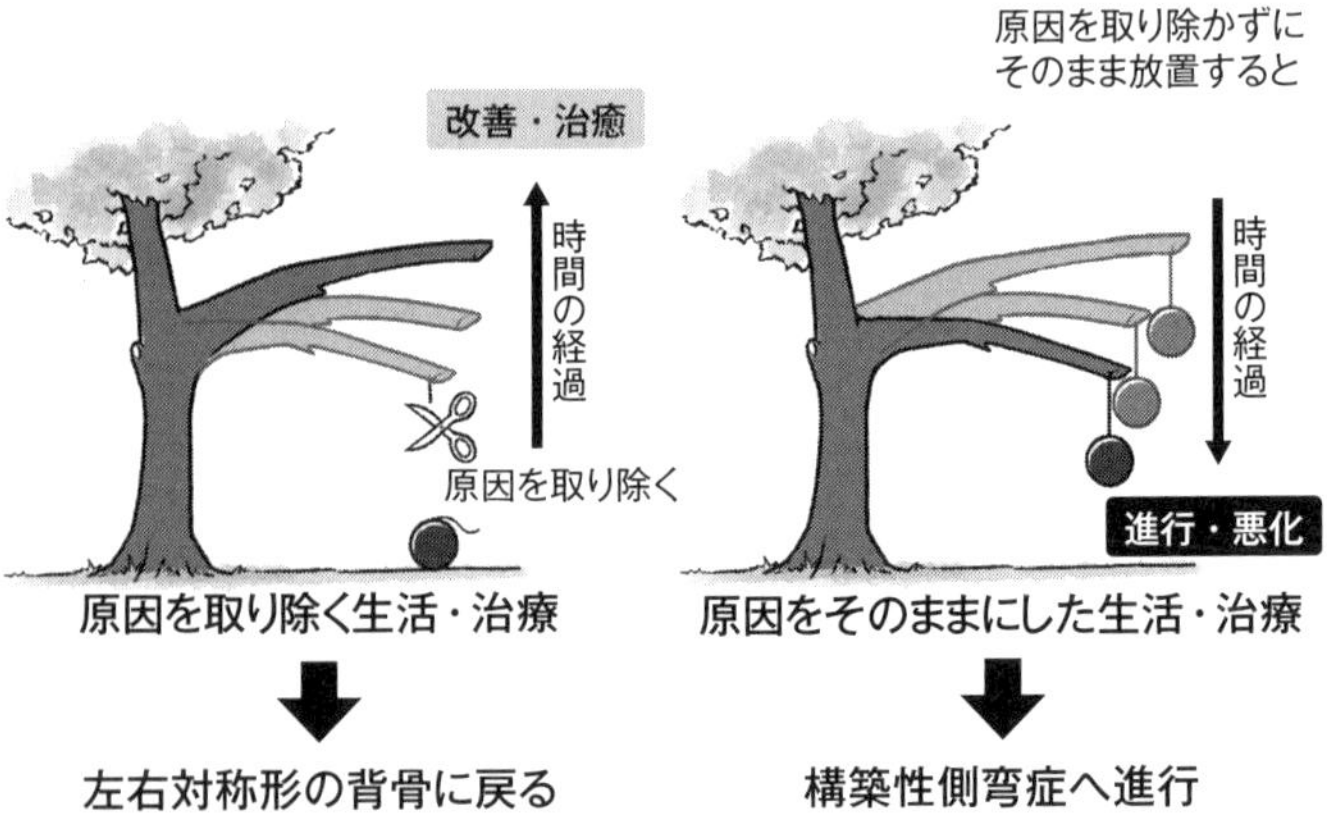

出典：『筋骨格系のキネシオロジー 原著第2版』Donald A. Neumann 原著、嶋田智明・有馬慶美 監訳（医歯薬出版）を参考に作成

に曲がっていて、骨盤のゆがみや左右の脚の非対称も見られました。しかし治療後、背骨はまっすぐになりました。つまり、この患者さんの段階はまだ一時的な側弯状態の「機能性側弯」だったのです。

しかし、彼が言ったように変な格好の座り方を長い間していると、次第に自分で正しい姿勢がしにくくなっていきます。私たちもそうですが、日常生活で変な「習慣や癖」をいったん身につけてしまうとその動きや姿勢が楽になり、正しい動きや姿勢をするのが逆に苦痛になります。それは骨や関節、筋肉、そして脳までがその環境（ゆがみ等）に合わせて「時間」とともに順応していくためです。

骨や筋肉の環境への「時間」的な順応は、

競技スポーツの選手にも多く見られます。重量挙げの選手であれば、重い負荷に耐えられる、とても太くて硬い頑丈な骨や筋肉になります。新体操の選手は、美しく大きな動きの練習を重ねるため、関節も筋肉もとても柔軟になります。骨や関節、筋肉はその環境に順応するように、ゆっくり変化し変形（適応）します。

つまり、側弯症に見られる背骨の変形は、最初は単なる一時的な側弯状態（機能性側弯）であったものが、側弯症の原因が取り除かれずにそのままの状態が「長時間・長期間」続いた結果といえます。この段階にまで進行したものが、本当の意味での側弯症（構築性側弯症）です（図3－4）。

ここまで本書を読み進められた皆さんはもうおわかりだと思いますが、お子さんが側弯症とわかった時点で、すぐに変形の原因を見つけだし、原因に対する生活指導や治療を開始しなければ、側弯を進行・悪化させることになります。軽度だからといって「経過観察」という判断などはありえません。背骨を変形させる原因（生活習慣）が残っていれば、時間の積み重ねで側弯症が進行します。逆に原因を取り除けば、時間の積み重ねで改善し、治る方向へと向かいはじめるのです。

POINT

側弯を治すのも悪化させるのも「時間の積み重ね（累積）」による。側弯症が発見されたら、すぐに「変形の原因」に対処することが最も大切である。

3-5

〈繰り返す力①〉片噛みの癖は側弯症をつくる

骨の変形をつくる原因には、日常生活のなかで毎日繰り返される多岐にわたる悪しき習慣や癖があります。ところがその悪しき習慣について、患者さん本人、ご家族、医療や保育・学校教育関係者など、まわりの大人たちが側弯症の原因であることを自覚していないところに一番の問題があります。

例えば、頭（顔）の位置です。私たちの背骨の一番上には頭が載《の》っかっています。日頃、私たちは頭の重さを感じてはいませんが、頭の重さは約５kgもあります。ちょうどボーリングの玉の重さで、ビックリするぐらい重いのです。また、頭の重さは大人では体重の10％、子どもではなんと30％です。そのために筋肉が未発達で力の弱い子どもの重い頭が傾いたら、背骨は大きく曲がらざるを得ません。

子どもの側弯症の原因の一つに、左右どちらかに頭を傾ける癖があります。話をしていて

図 3-5-1　片噛みの癖

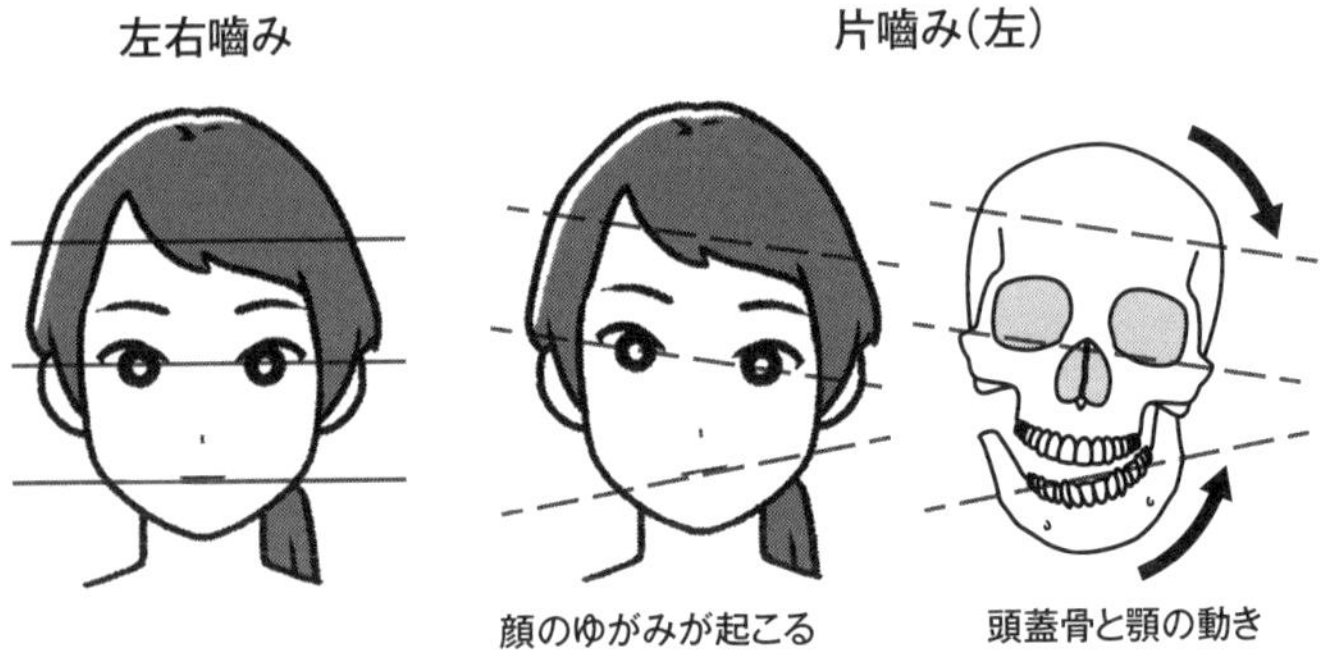
左右噛み
片噛み(左)
顔のゆがみが起こる
頭蓋骨と顎の動き

出典：『顔の科学 生命進化を顔で見る』西原克成 著（日本教文社）を参考に作成

何かわからないことがあると、その子たちは必ず一方向にかわいらしく頭を傾けます。当然そのたびに背骨も横に曲がります。よくある「頬《ほお》づえ」も、自分の手で強制的に頭を傾ける行為となり、背骨は横に曲がります。また、椅子に座って治療を待っている姿勢を観察していると、スマートフォンや本を見るときに頭を極端に前に傾けたまま読んでいます。当然、背骨は丸くなります。頭の位置が体の重心線（正中線）から大きく逸脱すれば、それにともなって背骨も大きく曲がります。背骨に対する頭（顔）の位置がとても重要だということを理解しておいてください。

他にも、側弯症の原因には咀嚼《そしゃく》が左右どちらかに偏る「片噛《かたが》みの癖」があります（図3－5－1）。この片噛みの癖が、顔の形や歯並び、顎関節《がくかんせつ》だけでなく背骨の形や姿勢にまで影響をおよぼすと思っている人はほとんどいませんが、じつは大きな影響があります。試しに、片側でグッと強く噛んでみてください。強く噛んだ側に少し頭が傾き、背骨も少し横に曲がるはずです。

私たちは毎日３度の食事をします。現在の日本人は１回の食事で平均６２０回噛むそうです。単純計算をすると一日で１８６０回になります。さらに、人によってはおやつや夜食もとります。１回に噛む力は小さいかもしれませんが、毎食、毎日、何年も繰り返し積み重なれば、片噛みの影響は無視できないものになります。何万回も繰り返される重い頭の傾きは、背骨を少しずつ少しずつ曲げ続け変形させます。このように、噛むというほんの小さな偏った力の繰り返しも側弯症の原因となるのです（図３－５－２）。

図 3-5-2　片噛みと側弯症の関係

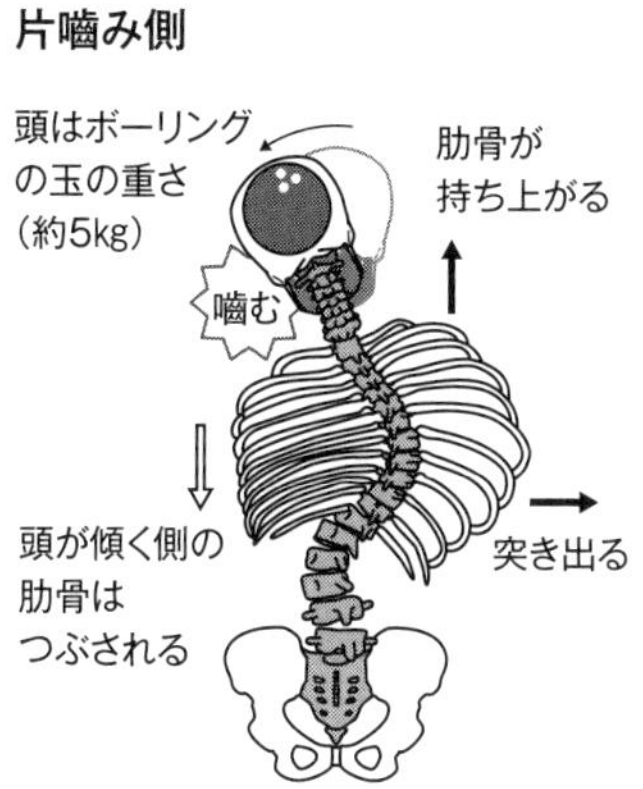

実際、側弯症のお子さんには歯並びの悪いケースが多くあります。背骨が曲がると姿勢のバランスを保つために頭が傾き、下顎《したあご》の位置がズレるためです。しかし背骨が曲がったままの状態で歯列矯正をしてしまうと、変形に見合った歯並びになってしまう恐れがあるので、注意が必要です。

歯並びの悪さも、背骨の側弯と同じで生活習慣が原因で起こります。まずは悪い生活習慣を見つけてあらためること、そして、誰にとっても取り組みやすい改善策として歩行があります。毎日、よく歩くように心がけるだけで改善が期待できます。現に歯並びが悪い子どもたちが多い国は、欧米や日本などの車社会の国です。乗り物が充実していることで、子どもたちの歩行時間が極端に減ってしまったのです。発展途上国で車がなく、どこへでも歩いて移動する子どもたちは、背骨の形も歯並びもとてもきれいです。日本の子どもたちも昔、車が少なかった時代は姿勢と歯並びがきれいでした。

POINT

座るときも頭をまっすぐに立てる。左右同じように噛む習慣をつけると側弯症は改善する。

3-6

〈繰り返す力②〉体育座りは側弯症をつくる

本来、学童期から思春期の頃は身のまわりのいろいろなことに興味をもち、人生のなかで一番活発に動きまわる時期です。ところが、早期教育が叫ばれ、学童期から学習塾やピアノなどの習い事で座る機会が多くなり、思春期になると学校でも学習量（授業時間）が増えるために、一日を過ごす時間のなかでも、座る時間が最も長くなります。

諺《ことわざ》にある「いかにも癖がないように見える人でも、こと細かに観察すれば、7つぐらいの癖はすぐに見つけられる」という意味の「無くて七癖《ななくせ》」。癖は本人が無意識でしているために、悪いことであるという自覚がありません。

次ページ・図3-6-1は、当院の机で患者さんに、日頃の勉強のときに文字を書いている姿勢を見せてもらったものです。これらの姿勢は、側弯症の患者さんでは何人も見られます。本人もご両親もとくに問題にされていませんが、この書くときの姿勢の癖にも側弯症に

図 3-6-1　側弯症をつくる勉強姿勢

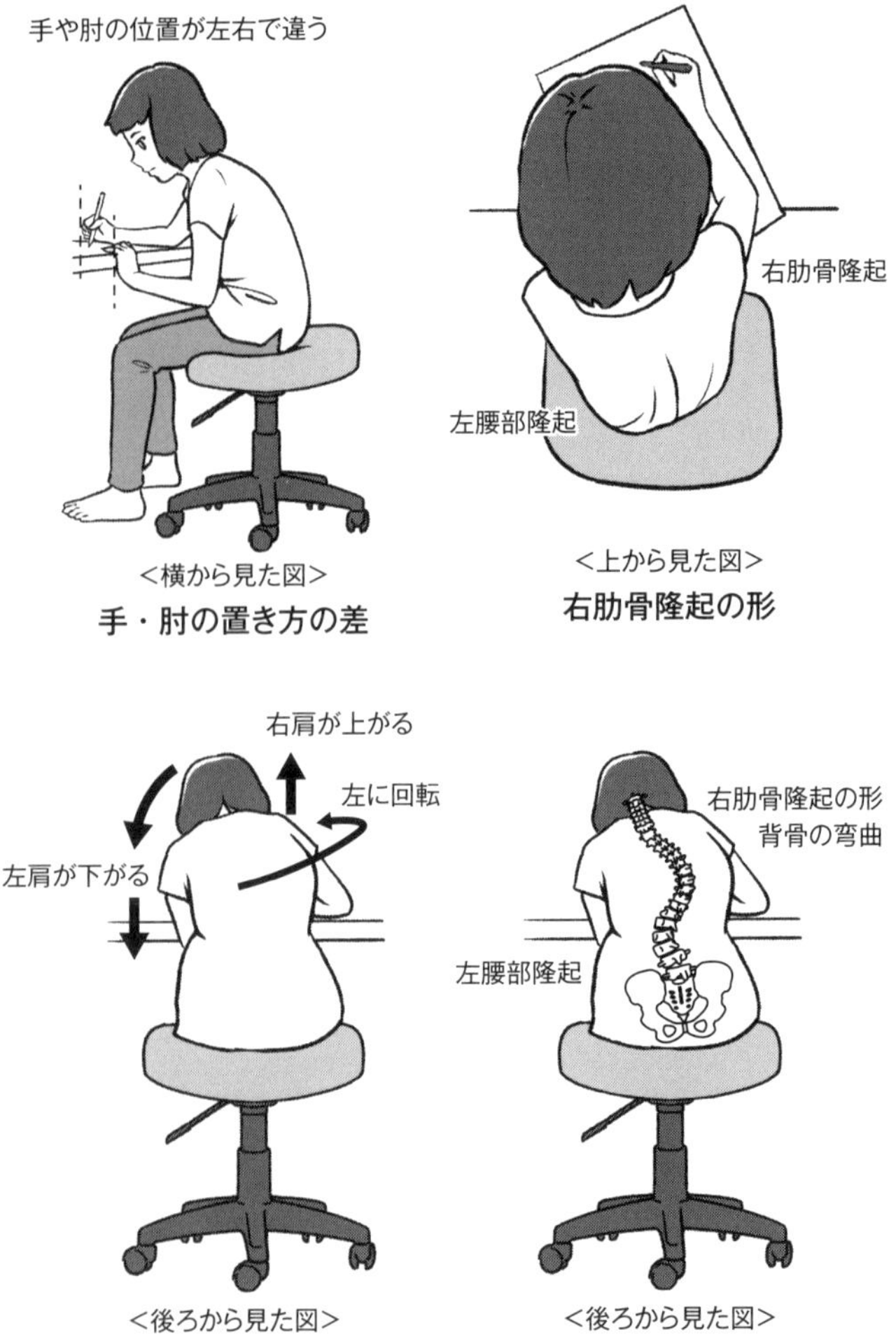

<横から見た図>
手・肘の置き方の差

<上から見た図>
右肋骨隆起の形

<後ろから見た図>
力のかかり方

<後ろから見た図>
弯曲した背骨の形

なる大きな原因がひそんでいることに気づかれたでしょうか。

左と右で手や肘の位置がまったく違い、左手が遊んでいて、きちんと左手を机に置いていません。一般的に、人の片腕の重さは体重の約６・５％といわれますから、体重46kgぐらいの人の左腕は約３kgの重さのバーベルを常にぶら下げているのと同じです。そのうえ、右腕は肘をつき右肩を突き上げて文字を書いています。当然、こんな姿勢で文字を書いていると背骨は曲がります。図３－５－２で示したように、右の肋骨は浮き上がり隆起しますし、上半身全体が左に回転しているために左腰部も隆起します。皆さんも一度自分で意識して、この姿勢で文字を書いてみてください。体の状態がよくわかると思います。毎日、学校や自宅の机でこんな姿勢をしていれば、それに適した姿勢へと背骨は順応してしまいます。

話が飛びますが、書道の基本はまず「正しい姿勢」です。「文字を美しく書くには正しく座る」。昔は、まわりの大人たちから文字を書くときの姿勢や悪い書き癖など、厳しく注意を受けました。「そんな姿勢で書いていたら背骨が曲がるぞ」と言われながら、背中を軽く叩かれたり、物差しを背中に入れられたりしたものです。まずは正しい姿勢と美しい所作（立ち居振る舞い）が決まってこそ、美しい文字が書けるのです。姿勢が不安定であれば、腕の位置が定まらないので乱雑な文字になります。今では、こんなこと（かつてはどこからでも聞こえてきた子どもへの日常的な注意）さえ教える親も教育者もいなくなってしまいました。ある意味では、このことのほうが大きな問題だといえるかもしれません。

ひと昔前までは背骨をゆがめる原因の姿勢に「横座り」もありました。畳の生活では正座が基本だったために、脚がしびれたり痛くなると、女性は脚をくずす「横座り」をしていたからです。横座りをすると、骨盤がゆがみ、脚の非対称な形をつくるため、側弯症の代表的な原因の一つとなっていました。しかし、今は大人も子どもも日常生活で正座をしなくなったために、横座りをする人も少なくなりました。

一方で現在は床や畳、ベッド上で腰を極端に丸くする「体育座り」をする子どもたちが増えています。これは幼稚園や学校で指導されている座り方です。しかし**体育座りは、お勧めできる座り方ではありません。尾骨や仙骨を圧迫するため骨盤を後傾させ、腰椎を後弯させます**（図３－６－２）。これは、**立って歩く「直立二足歩行」で何年もかけて育んできたヒトらしい「腰椎の前弯」を消失させ、四足動物化（腰椎の後弯）させる最悪の座り方なのです。**

さらにこの「体育座り」の姿勢をくずして「投げ座り」や「あぐら」などの座り方をする子どもも多く見られます。これらの座り方は、すべてヒト本来の頸椎前弯・胸椎後弯・腰椎前弯の生理的Ｓ字弯曲を壊し、背骨や胸郭をゆがめ、側弯症を発症させる座り姿勢となりま

図 3-6-2　体育座りは側弯をつくる

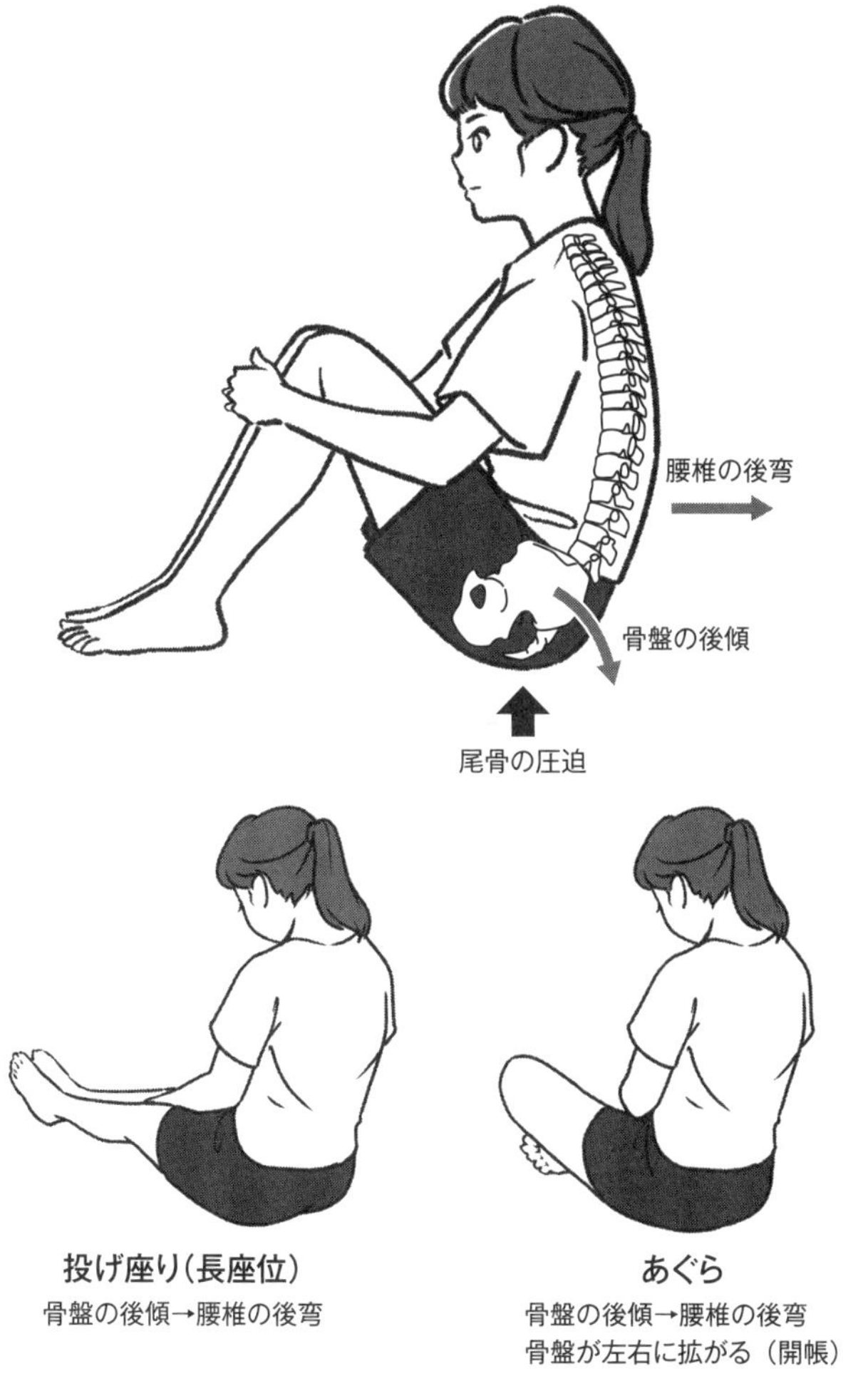

出典：『構造医学 自然治癒のカギは重力にある！』吉田勧持 著（エンタプライズ）を参考に作成

す。側弯症のお子さんの日頃の姿勢をしっかりと観察すれば、他にも問題のある座り方はたくさんあります。これだけだとは思わないでいただきたいのですが、原因として最も多くてわかりやすいのが、「体育座り」「投げ座り」「あぐら」だといえるでしょう。

正しく座ると書いて「正座」です。日本は、伝統的に正しく座ることの大切さを文化や生活のなかにきちんと取り入れてきました。ヒトとして大切な「腰椎の前弯」を保つことができる姿勢です。しかし伝承されてきた正座の文化は、今や学校では推奨されることもなく、体罰とみなされ風前の灯《ともしび》となりつつあります。お年寄りから大人まで「正座」をしなくなりました。当然、そんな環境で育ったその子どもたちも正座はしません。腰椎の前弯を消失させる座り方が日常となり、ヒトから四足動物へと逆戻りしてしまう体育座り、投げ座り、あぐらが主となっています。また、背骨の土台の骨盤を傾ける横座り、椅子では脚を組む座り方も側弯症を誘発します。

ここで、私の苦《にが》い治療経験をお話ししたいと思います。当院は学生の患者さんの場合、机での座る姿勢をチェックしています。実際に本人に机に座って文字を書いてもらいます。この時の患者さんにも、そのチェックをしました。その際には目立って注意をする点がなく、問診でいろいろと質問をしたときに、その患者さんは「頬づえ」をつくことがわかり、それだけやめるように指導をしました。お母さんと本人と一緒にいろいろ生活上の問題になることはチェックしたつもりでした。

ところが、それから2年ほど経ってから、自宅で勉強をするときの椅子が非常に低く、腰が丸くなる体育座りに近い姿勢になっていたことが判明したのです。それは最初の院内だけのチェックでは残念ながらわかりませんでした。もっと細かな点を問診しておくべきだったと、心から悔やまれ反省をしました。自分の部屋がある場合は部屋での姿勢もチェックが必要だと猛省したしだいです。

時代が変わり、まさかこんな姿勢で本やスマートフォンを読んでいるのか……とビックリする姿勢に出合うことがあります。今は学校でも自宅でも、自由な（?）、想像もできない姿勢が許される時代になりました。でも、それでいいのでしょうか。真剣に子どもたちの将来の健康を考えるのなら、大人たちがいま一度、考えをあらためる時期にきているのではないでしょうか。座る姿勢の大切さを本書をとおして親子ともに知っていただきたいと願っています。

日常生活の正しい座り方の習慣こそが、側弯症にとどまらず、歯並び、心の病、体の病の予防と改善をする基本だということを肝に銘じておく必要があります。正しい姿勢こそが心と体の健康をつくる基礎だということを！

POINT

日常生活での正しい所作、座り方が側弯症を改善させる。

3-7 〈繰り返す力③〉足癖は側弯症をつくる

ヒトの背骨の形にとって、「脚や骨盤」が大きく影響するのは、体の構造上の理由からです。私たちヒトは重力方向に直立に立ち上がったことで、背骨の役割は胴体の芯棒《しんぼう》（梁《はり》）から上半身全体を支える大黒柱になりました。また、腕（前脚）は体重支持から解放され、骨盤と脚だけで全体重を支えなくてはならなくなりました。そのため、腕は鎖骨と肩甲骨を介して間接的に背骨とつながっています。それに対して、脚は骨盤内の大きな仙腸《せんちょう》関節で直接、仙骨と強固につながっています。また、立った姿勢では、体の重心は仙骨にあり、仙腸関節には「体重を受ける機構」がつくられていますので、重力定量器の役割もしています。そのため「骨盤」は、姿勢のバランスをとるうえで欠かせない場所となっているのです。

立った姿勢や歩行では、地面から足へ、足から骨盤へ、骨盤から背骨へと大きな力がかかります。ですから、立った姿勢で左右の脚が非対称になってしまうと、背骨の土台となる骨盤は傾き、回転させられてしまいます。すると背骨は立った姿勢を保つためにゆがみます。私たちの日常生活において、椅子に腰掛けて脚を組むなどの**脚の非対称をもたらし骨盤のゆがみをつくる「足癖」が、側弯症の大きな原因**となるゆえんです。

また、多くの側弯症の場合、寝た姿勢や座った姿勢よりも、立った姿勢のほうが背骨のゆがみがより一層強くあらわれます。この姿勢の違いによる状況を聞いて、ピンときませんか？　背骨は寝た姿勢では足から受ける力の影響は少なくなりますが、立つと足からの力の影響がものすごく大きくなるということです。つまり、検査において寝た姿勢よりも立った姿勢のときに背骨のゆがみ方が強くなる場合は、脚や骨盤にその原因があることを考えなければいけません。

昔から民間療法では「骨盤のゆがみや足（脚）の非対称は、背骨のゆがみの原因だ」といわれてきました。そのため、現代医学（整形外科）とは大きく違い、民間療法の診察では詳細に観察し検査します。実際に、骨盤のゆがみや左右の脚の非対称を改善させると背骨のゆがみも治ります。以前は「骨盤のゆがみと側弯症は関係ない」といわれていました。しかし最近の研究では、左右の脚の形や位置、関節の動きの違い、骨盤のゆがみが背骨の形に大きく影響することが実証されています（図3-7-1）。

図3-7-1　足の動きや位置が背骨におよぼす影響

右足からの動きの波及（足の位置は一例）
右足（脚）の動きにともなって、右膝→右股関節→骨盤へ
骨盤から二方向（上方・左脚）に分かれ、背骨→肩（肩甲帯）→頭へ
また、逆の左股関節→膝→足へと連動していく。

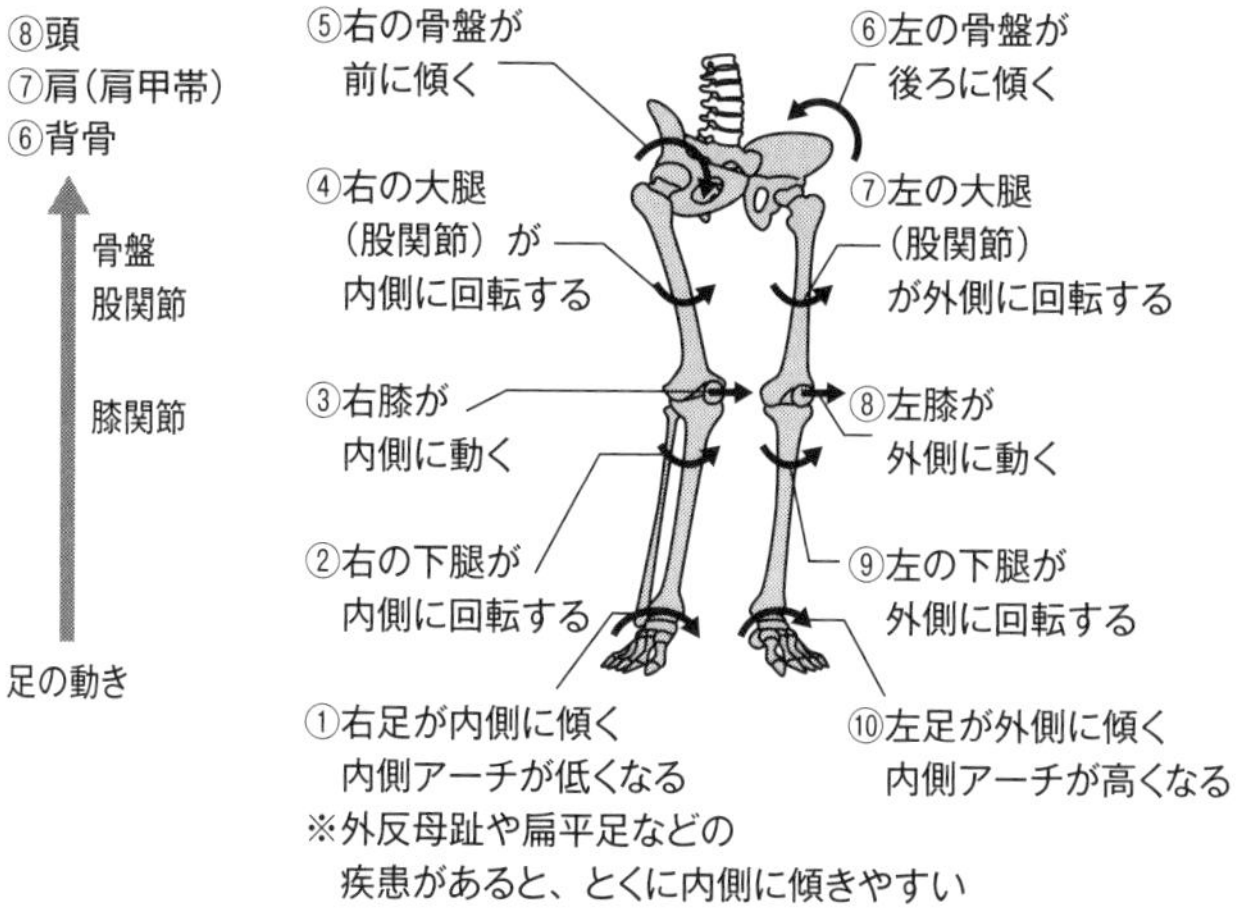

運動連鎖：1ヵ所の関節の動きが全身に波及する

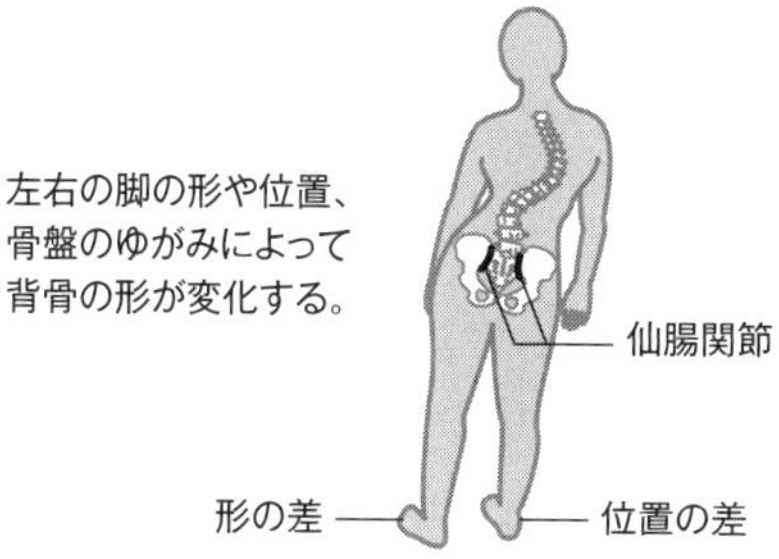

出典：『身体運動学 関節の制御機構と筋機能』
市橋則明 編集（メジカルビュー社）を参考に作成

図 3-7-2　仰向け姿勢における体・脚の非対称

（足の位置は一例）

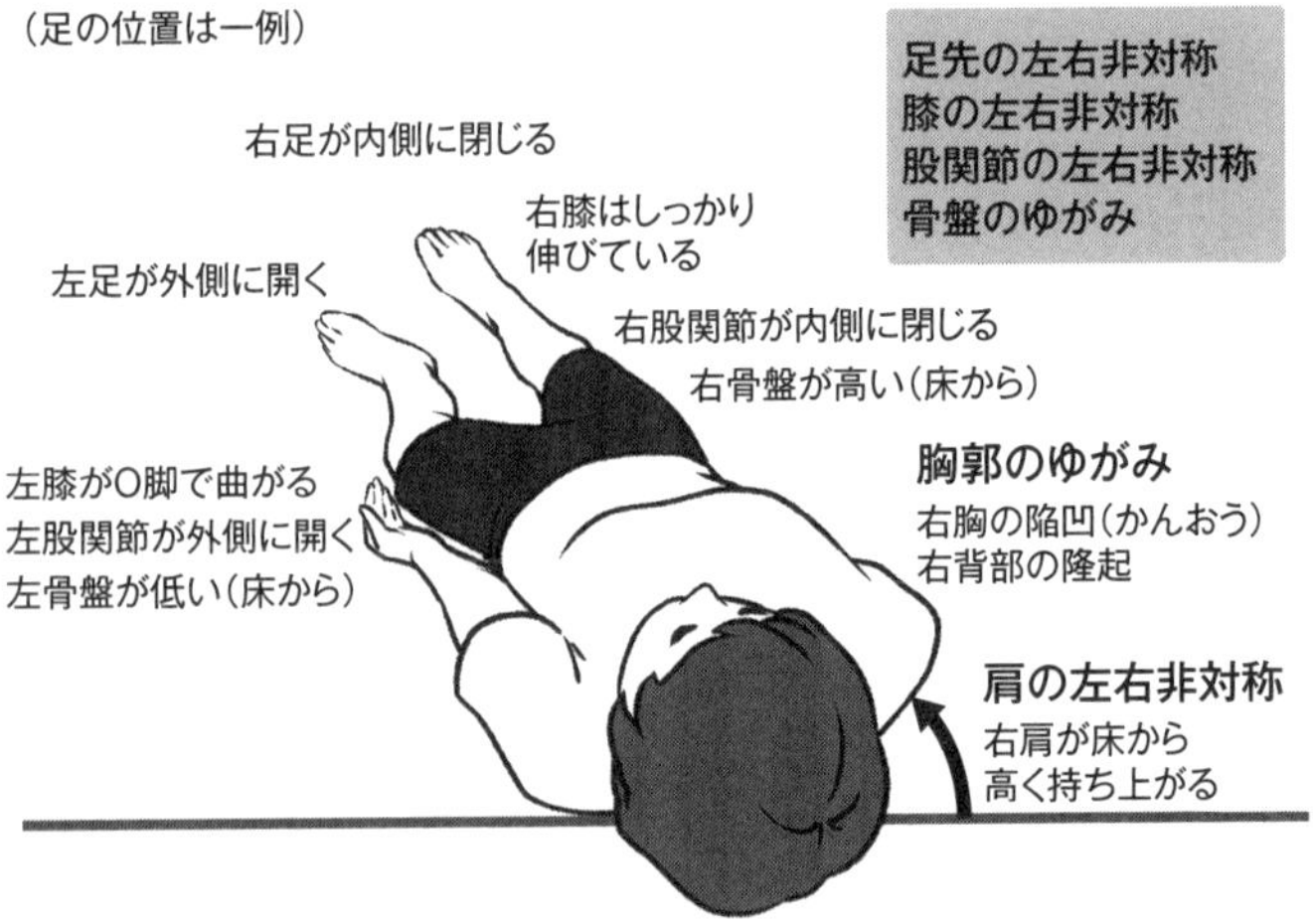

　では、ここで少し実験してみましょう。あなたも骨盤を左右に振って試してみてください。骨盤を左右に移動させただけで、骨盤が傾き左右の脚は非対称になり、背骨は側弯症のような形に曲がるはずです。

　実際、側弯症の患者さんの骨盤や脚の詳細な検査をすれば、必ず骨盤のゆがみと左右の脚の非対称が認められます。図3－7－2のように仰向《あおむ》けに寝ると、左右の足の開く角度が違う場合があります。この足の角度の違いは、足だけでなく膝や股関節などの関節の位置のズレや動きの違い、骨盤のゆがみ、脚の筋肉のアンバランス、脚の左右の長さの差（機能的脚長差《きゃくちょうさ》）などをあらわしています。

これらは立った姿勢や歩行での骨盤の傾きや

回転に影響をおよぼします。骨盤が傾いたり回転したりすれば、当然その上にある背骨は姿勢を保つために形を変化せざるを得ません。「骨盤のゆがみや脚の非対称は、背骨をゆがめる」という**人類の治療経験のなかで培われ伝承されてきた貴重な教え**は、まさに正しかったのです。

ここで、「足癖」が姿勢や歩行に大きな影響をおよぼしている一端を見てみましょう。街で歩いている人の姿形を見ていると、皆さんさまざまな歩き方をされています。男性に多いのですが、両脚がO脚で肩をゆらしてへっぴり腰の歩き方をされる方がいます。骨盤が後ろに傾き、腰が後弯している姿勢です。これはあぐらや椅子で仙骨座りをして大股《おおまたびら》開きをされる方に多く見られる歩き方です。また、両脚がX脚でアヒルのように出尻《でっちり》歩きをされている方がいます。これは割座《わりざ》（とんび座り＝正座から両脚を外へ広げ、お尻を足の間に落とす）や椅子で両膝を合わせた内股座《うちまた》りをされる方に多く見られる歩き方です。他にも片脚がO脚で反対側の脚がX脚の歩き方をされる方がいます。これは横座り（正座からお尻を左右どちらかに落とす）や椅子で脚を組んで座る、左右の脚を非対称に座る方に多く見られる歩き方で、側弯症の方に最も多いタイプです。

これらはほんの一例ですが、このように日常の「足癖」は、座る・立つ・歩く、そして寝る姿勢にまで影響をおよぼします。一つの足癖で骨盤のゆがみが起こり、背骨のゆがみにまでつながってしまうのです。さらには、内臓や脳の働きにまで影響をおよぼします。

しかし、私たちは誰でもが完全に左右対称の形になっているわけではありません。ここは認識を間違えないでほしいところです。体のさまざまな部位から起こる背骨の「ゆがみの力」は、歩行や日常の多様な動きのなかで解消しています。しかし、そのわずかな「ゆがみの力」でも解消されずに残り続けると、時間の経過とともに蓄積していき、背骨を変形させる側弯症になるということなのです。

ここでもう一度、側弯症にとって歩くことの大切さを述べたいと思います。イヌやウシなど陸生《りくせい》動物で、陸上と水中の移動姿勢が違うのはヒトだけです。四足動物では、陸上を移動する姿勢と同じ姿勢で水中を泳ぎますが、ヒトの場合は、日本古来の立ち泳ぎ以外は、魚と同じ体幹軸に沿った水平の泳ぎをします。

陸上から海中に戻った哺乳類には「人魚」のモデルになったジュゴンやクジラなどがいます。図3－7－3はクジラの骨格です。脚を使わなくなったために、こんなに小さな骨盤になり、後脚が消失しました。また、クジラもジュゴンも魚と同様に泳ぎに適した流線形の体形をしています。オリンピックの水泳選手も、肩幅が広く、前後方向に丸みをおびた分厚い

図 3-7-3　しっかりした下半身が美しい背骨をつくる

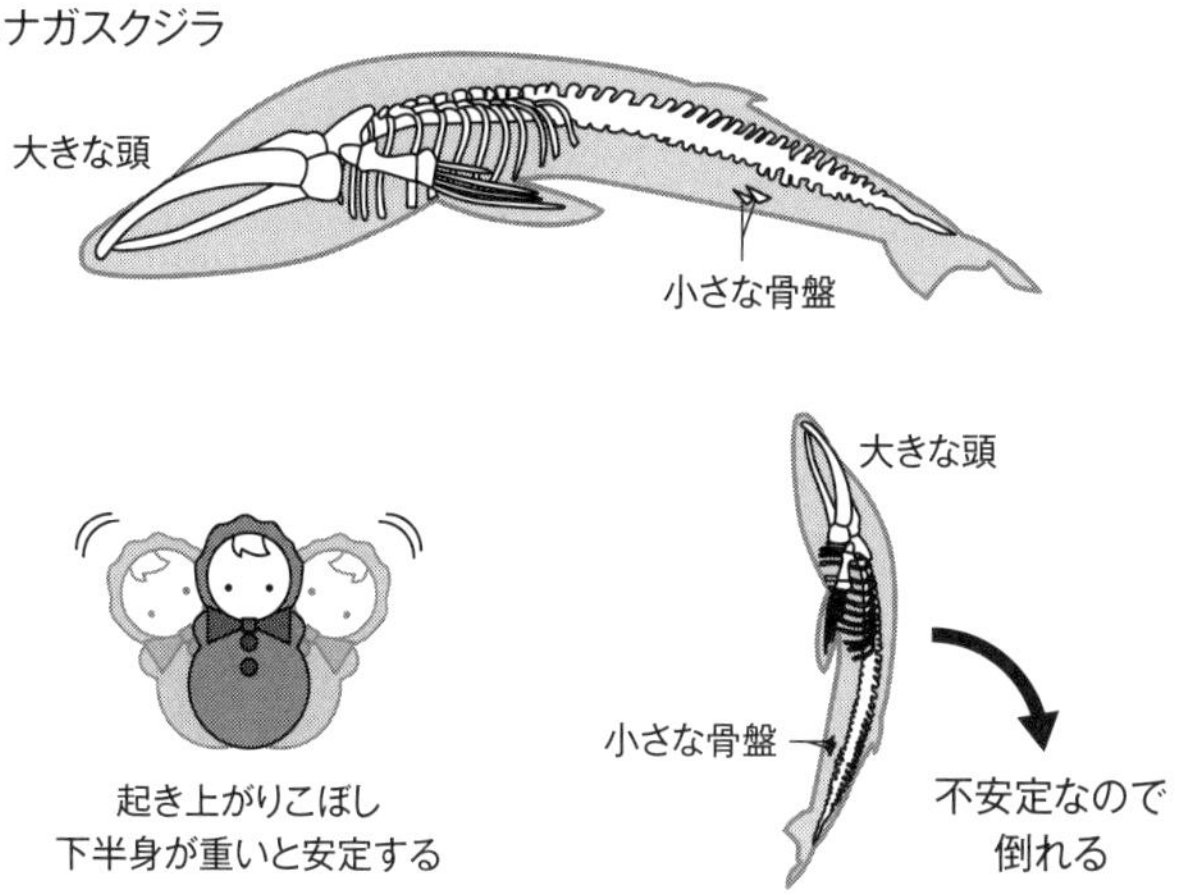

胸をもち、ウエストやお尻は引き締まり、スラッと長い脚、といった見事な逆三角形の流線形の体形です。まさに魚のように、水中での移動運動に適した体形といえます。彼らがインタビューのなかで、「陸を歩くのはとても苦手《にがて》だ」と話すのを聞いたことがありますが、このことは何を意味しているのでしょうか。魚やクジラは頭と胸がとても大きく、背骨は頭からしっぽにかけて細くなっています。そんな背骨のしっぽ（仙骨）のところに脚がついても、上半身が重くて下半身が軽い状態なので、不安定で立つことができません。「起き上がりこぼし」が立てるのは、下半身が重たくて安定しているためです。このことから、水中の移動運動に適した姿形は、陸上で長時間立って歩く「直立二足歩

行」には適していないということがわかります。

つかまり立ちを始めた赤ちゃんも、頭（上半身）が重たいのですぐにしゃがみ込みます。**何度も立ち座りを繰り返して歩いているうちに、お尻から足の筋肉量が増していき下半身が重くなり、安定した「直立二足歩行」になります。歩行量が増すにしたがって、成人の美しい背骨・姿勢になっていくのです。**逆に**年老いてお尻から足の力（筋肉量）が減少すると、背骨は不安定になり曲がり始めます。**背骨の安定性は、なにも背骨の筋肉だけの問題ではありません。しっかり立って歩く「直立二足歩行」で、お尻から足の骨と筋肉が十分に発育することで、立ち姿勢での背骨の美しい形ができあがるのです。ヒトの形をつくるには、泳ぐよりもまず「歩く」ことが大切です。

POINT

足癖は、座る・立つ・歩く・寝るといった日常のすべての姿勢や運動に影響をおよぼし、側弯症を引き起こす。

3-8

〈繰り返す力④〉俯《うつぶ》せ寝は側弯症をつくる

私たちは人生の約3分の1の時間を寝て過ごしています。そのため寝る姿勢によっても頭や顔、背骨、骨盤などの形に影響がおよんでいきます。その一例として、昔から知られている話として「赤ちゃんの頭の形」があります。これは、同じ方向に赤ちゃんを寝かしつけていると頭の形がゆがむというものです。しかし、その後の成長過程での生活習慣や食べ方、表情などによって、頭の形はまた変化していきます。

側弯症の患者さんのなかには、就寝時の姿勢が、いつも右側か左側かのどちらか同じ方向に横向き寝をしている方がいます。時には俯せ寝ばかりという方もいます。横向き寝の場合、下になった側の顔面や顎関節《がくかんせつ》は、みずからの頭の重みによって押しつぶされます。顔がつぶされ、下顎《したあご》が強制的に移動させられるため、歯並びが悪くなったり、顎関節症になったりもします。さらに顔だけではなく、肋骨や骨盤にも捻れの力が毎晩、一定方向にかかり続けて背骨が変形していきます。
　また、俯せ寝では首が強く捻られ、横向き寝よりもっと強い力で顔や顎関節、歯列を圧迫することとなり、結果的に背骨に変形が起こります（図3－8）。この俯せ寝は夜間の寝具上だけの話ではありません。側弯症の患者さんからよくよく勉強中の姿勢を聞いてみると、学校の授業中や自宅での机の上でも、勉強に疲れたら背中を丸めて机に突《つ》っ伏《ぷ》し、顔を一方に捻った状態で仮眠するそうです。これはまさに背骨の側弯をつくる寝方です。昔なら考えられません。授業中に机の上でこのような姿勢で仮眠をすること自体も問題ですが、それを注意する大人がいなくなったことも大問題です。このような姿勢をしていても誰も注意しないために、こういった現状が許されているのでしょう。

図 3-8　俯せ寝の状態

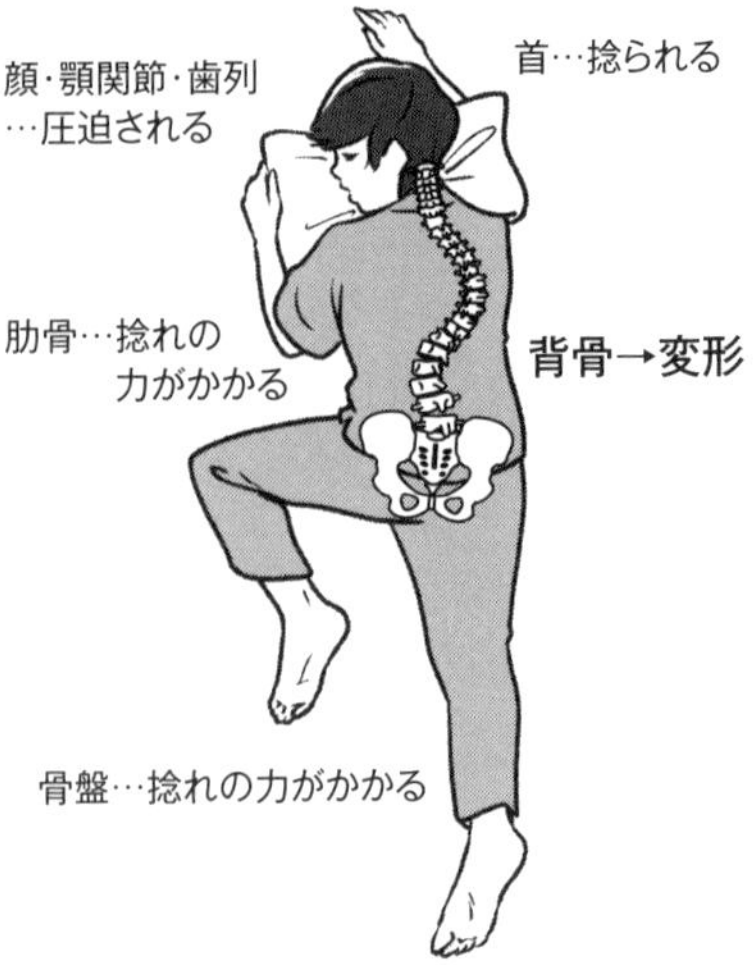

　幼い子どもたちは、日中につくった体のゆがみを就寝中に蒲団の上をコロコロといろいろな方向に寝返ることによって自己修復して

います。しかし、狭いベッドに寝かされている子どもは、残念なことに自由に転げまわれず、体を自在に動かせないで同じ姿勢を強いられてしまいます。

寝る姿勢も「生活習慣」です。就寝の最初は、必ず仰向《あおむ》けで脚を組まないようにし、手は同じ位置に置いて寝る習慣をつけてください。そして、寝入ったら蒲団の上で安心して自由に体を動かしコロコロと転げまわれる環境をつくってあげることが、側弯症の予防と改善の治療につながります。

POINT

一方向だけの「横向き寝」や「俯せ寝」は、側弯症だけでなく顎関節症や歯列不整、顔のゆがみをつくる。

3-9

特発性側弯症は遺伝しない

「特発性側弯症は遺伝の傾向がある」とか、「親が側弯症だと生まれてくる子どもも側弯症になりやすい」といった、バカげた側弯症の遺伝子説が述べられている媒体等を見かけることがあります。しかし、こうした安易な見解は、ただでさえお子さんが側弯症で悩んでいるご家族をひどく苦しませることになるだけで、恥ずべき残念なことです。昔から医学の世界では、原因がわからないと「遺伝だ」といわれることがよくありますが、側弯症の遺伝子説も同様のものにすぎません。

確かに母娘や姉妹間などの家族内発生が時々見られることがあります。そのために遺伝が原因と考えられてしまったのですが、それは大間違いです。

なぜ家族内発生が見られるのかというと、子どもは知らず知らずのうちに親の生活習慣、癖を真似《まね》て身につけるからです。言葉づかいや表情、しぐさ、箸や鉛筆の持ち方、座り方などを身近なご両親や大人から学びます。学ぶとは「真似る」ことから始まり、繰り返し繰り返し真似ることで身につけていきます。親が側弯になるような座り方をしていれば、子どもたちも同じことを真似て生活習慣にしてしまうのです。

写真は、当院の職員の家族と1歳3カ月のお子さんです。お父さんが毎日ソファーで新聞を読んでいるため、親がいっさい教えていないにもかかわらず、同じ姿勢で新聞に挟まれていた折り込み広告（チラシ）を読もうとしています。「似たもの家族」とは、よくいわれることです。来院されたご家族をよくよく観察してみると、親子で同じしぐさや座り方をされていることは珍しくありません。とくに子どもの場合、母親と一緒にいる時間が長いために、お母さんの影響が大きくなる傾向があります。

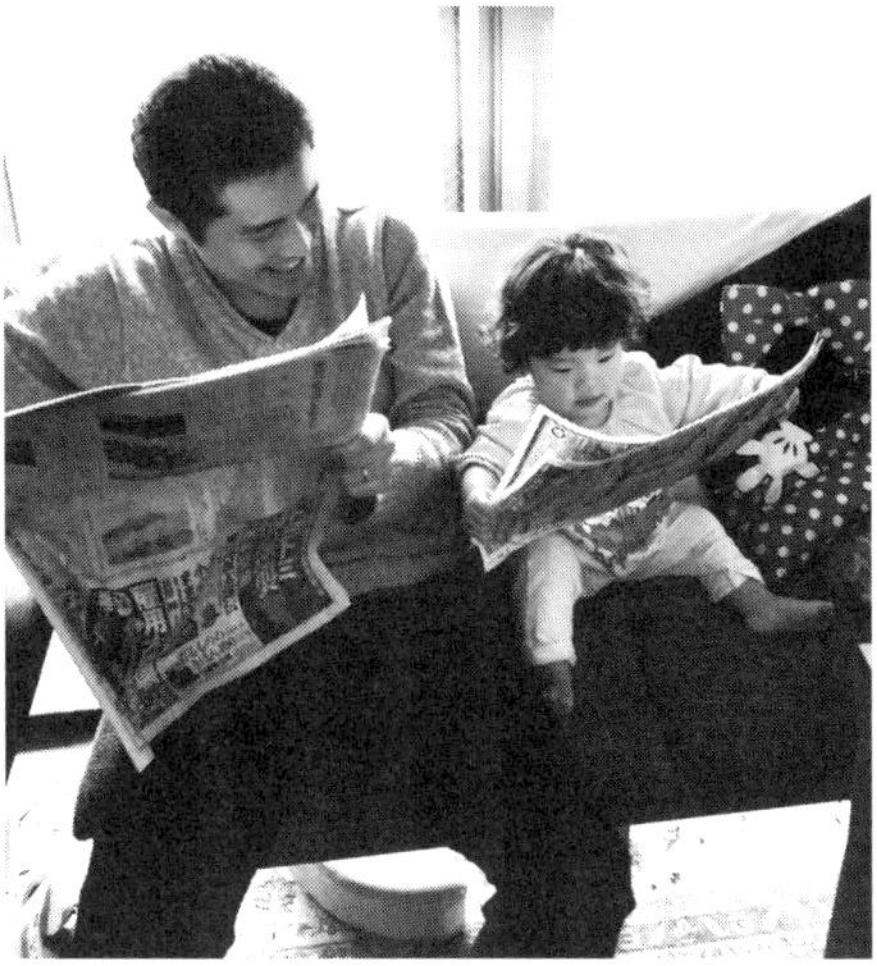

第2章で、あえて「骨の形のつくられ方」を述べたのは、この点を知ってほしかったからです。

私たちはいつしか人の姿形《すがたかたち》や性格、才能までもが、すべて「遺伝子」に左右されると思い込んでしまうようになりました。「遺伝子」情報だけで世代から世代へ受け継がれていると決めつけがちです。しかし、私たちヒトは、お母さんのお腹から誕生してからは、まわりの環境から「学び」ますし、「習う」という後天的な学習をする動物です。伝承は、親から子へ、子から孫へと文化や伝統、しきたりや風習、衣食住の慣習などのさまざまな環境因子をとおして伝えられます。その都度ヒトは体に生じた刺激、運動、姿勢などに反応し、うまく環境適応できるように形態を変化させるのです。さまざまな国や地域、家庭においては、衣食住などの日常生活の伝統的な慣習・しきたりが違うために、それぞれの環境に適した姿形や思想、性格、才能がつくられます。

私たちの体は寿命とともに消えます。しかし、これで終わりではありません。私たち親が生前に行ってきた生活習慣は、知らず知らずのうちに子や孫が学び取り、身につけていきます。まさに「親の背中を見て子は育つ」です。「あの家系は○○、あの家柄は△△だ」といわれるのは、先代から連綿と伝承されてきた衣食住の慣習によるものでしょう。

繰り返しますが、私たちの体の形をつくる骨や筋肉などの結合組織は、遺伝子のプログラムで作成されるのはお母さんのお腹のなかだけで、しかもそれは「大まかに」です。もし完璧に完成させてしまったら、誕生後の環境変化に適応できなくなり、大きな問題が生じるでしょう。私たちの骨や筋肉、そして脳が誕生時にあえて未成熟につくられているのは、誕生後のさまざまな（苦難な？）生活環境に出合ったときに適応するためです。日頃の移動運動や姿勢の習慣によって、骨や筋肉の形はつくり替えられていくのです。プロの運動選手が、その競技に合った独特の骨の形や筋肉のつき方になっているのはそのためです。

特発性側弯症もこれと同じです。問題のある生活習慣に対して課題をうまく解決し、その生活習慣に見合った背骨の形に変化を遂げた姿だといえるでしょう。人は骨や筋肉、そして脳は未成熟な状態で生まれてくるので、驚くほど自由に形をつくり替えられるのです。極端な話、私たちは子どもをプロ野球の選手にも、ピアニストにも、仏教徒にも、キリスト教徒にもすることができるし、戦争を好むようにも、平和を愛するようにも育てられるというわけです。

POINT

特発性側弯症は、生活環境に対する形態の適応反応。まわりの大人たちが側弯症の原因の所作や姿勢をしていると、子どもは真似て側弯を発症する。

3-10
特発性側弯症は生活習慣病

「子どものからだの調査」が日本体育大学体育研究所により1978年からほぼ5年ごとに行われています。この調査は、日頃現場で子どもと接している保育・教育を担当する先生方が、子どもの体に関して「ちょっと気になる」「どこかおかしい」と実感していることを調べたアンケート調査です。

調査項目のなかに「猫背（円背《えんぱい》）の子」「まっすぐな姿勢をした時、肩や肩甲骨の左右差の高さや出っぱり具合が対称的でない子」「脊柱異常とまではいかなくても、背筋がおかしい子」など、「背中ぐにゃ」(注)の項目があり、1978年の調査では保育園が約1割、小学校で約4割、中学・高校で約3割の現場の先生方が実感されています。

ところが1990年代では、なんと保育園で約7割、小学校で約7割、中学・高校で約5～6割に増えています。そして2020年の調査では、保育園で約9割、小学校でも約9

割、中学・高校で約7〜9割にも上っています。実態として、体幹筋力の低下や抗重力筋の支持不足だけでなく、体調不良や意欲・関心の低下といった内臓や精神の機能低下もあげられています。

また、「胸郭の異常」が増えているということで、1988年、大阪府保険医協会が府下の小中学校の生徒約1万人を対象に調査をしました。その結果、12・4%の1000人以上に「胸郭の異常」が認められています。さらに翌年の1989年、0歳から6歳までの幼児約3000人を調べたところ、25・9%、なんと4人に1人の幼児に胸郭の異常が認められました。

第3章・図3－2－2に示したように、胸（胸郭）の形は、新生児期には「縦長楕円形」のほぼ円筒形をしていて、成長するにしたがって「横長楕円形」の扁平形になっていきます。ところが胸郭異常の子どもは扁平にならず、肋骨が正常なカーブを失って少しまっすぐになり、縦長楕円形の「鳩胸《はとむね》」のように前へ突き出していることが確認されています。もうおわかりかと思いますが、これはヒトとしての基本運動ともいえる直立二足歩行の時間の減少によるものです。

もし仮に、**特発性側弯症の原因が遺伝子であれば、昔も今も各年代に一定の割合で発症し**

ているはずです。ところが日本において子どもの特発性側弯症が増加しはじめ社会問題化したのは戦後です。その後、子どもの体の骨格などの変形が心配されるようになったのは、高度経済成長期の1960年代以降のことです。当時は、さまざまな電化製品や自動車が普及して国民生活が一気に便利で快適なものとなり、子どもたちの生活も激変していった時期と重なります。しかし、当時の保育や教育現場において「子どもの体がおかしい」と気づいたのはごく一部の専門家のみで、彼らによる実感にすぎませんでした。以来半世紀、今では専門家でなくてもほとんどの先生方が実感するまでにいたっています。

私の実感も同じです。50年前に私が通っていた田舎の小・中学校および高校では、側弯症の子どもはまったく見かけませんでした。50年前の田舎の子どもたちと現在の子どもたちとでは、生活環境は大きく変化しています。今や自転車や車社会になり、歩く機会が極端に少なくなりました。炊飯や風呂炊き、掃除、洗濯はすべて電化製品がしてくれる便利な暮らしになり、子どもは学校から帰ったら家のお手伝いをさせられることも少なくなりました。子どもの遊びについても、みんなで外での鬼ごっこ、かくれんぼ、ボール遊びなど、体全身を使った遊びもなくなりました。今では遊びといえば室内で座ってのゲームが主流となっています。あとはピアノや絵画、学習塾などの座っての習い事や、決められた動きのパターン化した競技スポーツです。

歩く時間が極端に少なくなり、運動といってもパターン化された動きのものばかりです。ひと昔前のような**集団遊びやお手伝いなど、多様な動きをともなう運動をしなくなりました。**子どもをとりまく環境の変化とともに、背骨がゆがむ側弯症や歯並びの悪い子どもたちも増え続けています。かつての日本のように、移動は基本的に歩きで、車や電化製品をあまり使わない発展途上国の子どもたちは姿勢がとてもきれいです。背骨も歯並びも問題のない子どもたちばかりといえます。

子どもをとりまく環境として、もう一つ大きく変化したことは座り方です。3－6で「体育座り」をはじめとした座り方について述べたように、お絵描きや勉強をするとき、食事中、悪い姿勢をしていても、周囲の大人（両親、祖父母、学校の先生方など）が「姿勢を注意」しなくなりました。それればかりか、まわりの大人たちが子どもに見せられないような格好の良くない姿勢で座っています。

書道、茶道、華道、剣道など日本古来からある伝統文化は正しい姿勢や所作から入ります。それは美しい姿勢が決まらなければ、本来の巧みな技術や技、繊細な感覚が磨かれないためでしょう。ある世界的アコーディオン奏者は、ヨーロッパに留学したときに演奏のことよりもまず姿勢のことを指摘されたそうです。姿勢がすべての基本であることは、世界中どんな分野においても共通認識なのです。その点、日本には「正座」という背骨をゆがませない、側弯症の予防にもなるすばらしい座り方があります。この先人の教えともいえる伝統文化を、家庭にも学校にも社会にも、身をもって行動で指し示す大人が、所作をもって教える大人が、子どもたちのまわりにいなくなってしまったことは、大変嘆《なげ》かわしいことです。

本書を読んでいただいて、子どもたちの将来を少しでも気にかけてくださるのであれば、気づいたあなたがまず、日常生活のなかで身をもって行動で指し示してあげてください。「正座」という尊い伝統文化が親から子へ、子から孫へと連綿と続くことが、子どもの特発性側弯症をなくすことにつながります。

POINT

特発性側弯症は、便利な生活を手に入れたことによる生活習慣に原因がある。

(注)「背中ぐにゃ」とは、背中にゆがみがある、背筋が曲がっているなどの状態をあらわす表現として、「子どものからだの調査」アンケート上の項目に使われている。

治療症例3 日常の姿勢や生活習慣が変わると側弯症は改善する

側弯症の原因は、悪い生活習慣や癖といった「小さな力」が「長期間」、繰り返し特定の部位にかかることです。側弯症の背骨の変形には、肋骨隆起の見た目が大きく胸椎の逆C字弯曲が強いものもあれば、腰部隆起が大きく腰椎のC字弯曲が強いものもあります。他にも胸椎と腰椎ともに弯曲が強い側弯症、猫背が強い側弯症など、さまざまな「背骨のゆがみ」の形が見られます。こうしたゆがみの形の違いは、一人ひとりの生活習慣や癖が異なるためと考えられます。

写真の高校生・Fさんの場合は、腰部隆起が大きく腰椎のC字弯曲が強いタイプの側弯症でした。日常生活では、ソファーなどの低い椅子に座り、腰が丸くなることが多く、またそのソファーの上で肘掛けを枕にし、頭を高くした格好で寝そべってスマートフォンを見る習慣がありました。勉強中は左肘を立てて頬づえをつく、寝るときには左右の脚を極端に非対称にして休む習慣もありました。床に座るときは体育座りと左横座り、立った姿勢では右脚に重心をかけて立つ癖も見られました。そのため、関節や筋肉の検査でも極端な左右差が認

治療症例3（Fさん）

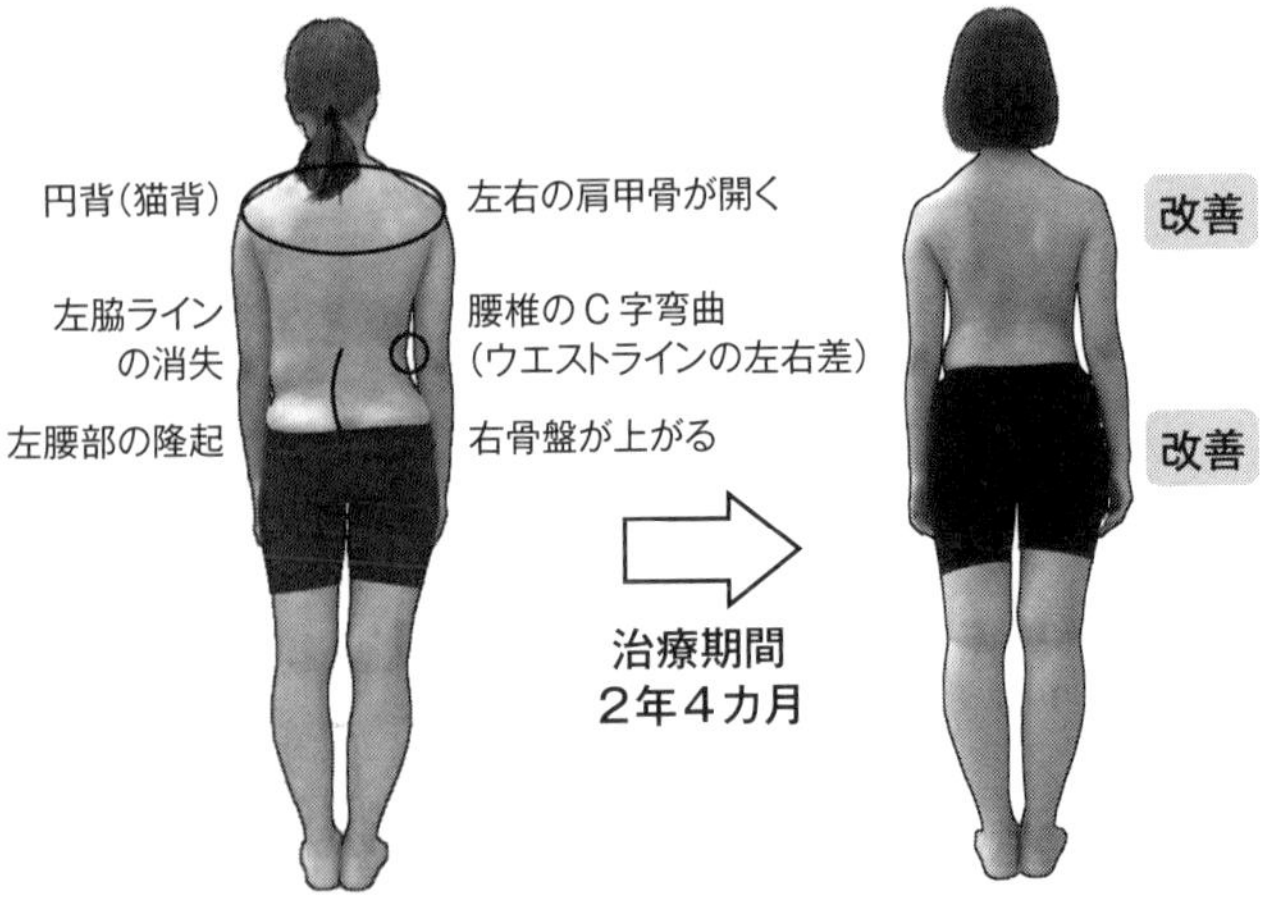

められたのです。

当院での治療を機に、側弯の原因となる生活習慣や癖はあらためてもらい、体のバランスを整える治療を週に1回、約2年4カ月続けて姿勢は改善しました（写真・右）。とはいえ、レントゲン写真では側弯の角度は改善しているものの、依然として残っています。しかし、これも正しい姿勢や歩行などの運動を続けていくなかで徐々に改善し治っていきます。

その真実を示してくださったのが、ご年配の側弯症の患者さんたちでした。

現在50代のGさんは「少しでも背骨の曲がりを治したい」ということで25年前に当院に来られました。10代の頃、大学病院を受診し、側弯装具をつくり、長年つけ続けたにもかかわらず、側弯が進行して手術適応になってしまったそうです。その時、医師からは手術を強く勧められたけれど、ご本人は絶対に嫌だということで手術はされなかったとのことでした。

25年前、はじめて当院に来られたときは肋骨隆起も腰部隆起もかなり顕著で硬い状態でした。関節や筋肉の検査でも左右差が非常に大きくありました。Gさんにはまず、体の左右バランスを整える治療とともに、姿勢の指導と歩行を年月をかけて積極的に行ってもらいました。治療と歩行を続けるうちに体の左右差が少なくなり、肋骨隆起も腰部隆起もともに小さくなっていきました。同時に背骨の動きも改善され、全体的に軟らかくなりました。

ある時から来院されなくなりましたが、再び約10年ぶりで来院されたときには「今、医院で働いていて、久しぶりに背骨のレントゲン写真を撮ってもらったら、腰椎がまっすぐになっていた」と喜んでおられました。この写真には医師も驚いておられたそうです（私も後日、レントゲン写真を見せていただき、腰椎がまっすぐになっているのを確認しました）。

側弯症の背骨の弯曲の変化を見る場合には「時間」の概念がとても大切です。関節や筋肉の動きに問題がない「機能性側弯」の場合は、一時的なものなので、すぐに背骨はまっすぐになります。しかし、関節や筋肉の動きに問題を起こしている「構築性側弯症」の場合は、見た目の姿勢が良くなっても、レントゲン写真の角度は目に見えてすぐには良くなりません。しかし、さらに時間をかけて正しい姿勢と歩行などのバランスのとれた運動を繰り返し続けることで、徐々に正常な形のまっすぐな背骨に戻すことができます。ヒトの正常な背骨の形は、正しい姿勢や歩行を「続けること」がポイントであり、「時間の積み重ねとともにつくられる」ことを絶対に忘れないでください。

第4章

側弯症の治療は「原因探し」から

もし、あなたの大切なパソコンが動かなくなって、もう一度正常に動くようにしたいと思ったとき、どうしますか？　電源やバッテリーの問題をまず確認して、それでも動かない場合は、いろいろな方面から考えて動かなくなった「原因」をさぐるはずです。原因がわからなければ、直す手立てがありません。原因も考えずにあちこち闇雲にいじりまわすと、かえって壊れてしまいます。

では、あなたが重い病気になって治したいときは、どうしますか？　やはりいろいろな検査をして「原因」を見つけ、その原因に対する適切な治療を受けようとするはずです。**病気を治す場合の基本は、当たり前のことですが、まず病気の原因をしっかり見つけること**です。

同じように、側弯症の背骨のゆがみを治すためには、そのゆがみの原因を見つけなければなりません。レントゲン検査で原因がわからないのであれば、さまざまな方面からの検査が必要なはずです。とくに背骨の変形をともなう病気の場合は、筋肉や関節の動き、体の他の場所から背骨におよぼす影響などを見ないと根本の原因は見えてきません。

また、側弯症の患者さんの背骨のゆがみ方が一人ひとり違うのは、筋肉の柔軟性や関節の動きの個人差が大きく、日常生活の「習慣」が異なるためです。とくに「習慣」には膨大な数があるので、そこから原因を見つけだすのは手間のかかる作業です。

第4章は、お子さんを側弯症にしているさまざまな「原因」をさぐる検査の話です。背骨のゆがみを調べるのに高価な検査機器は必要ありません。あなたの目と手があれば、お子さんの側弯症の状態はしっかりとわかります。背骨のゆがみが進行したか改善したかを確かめることはもちろん、側弯症の原因も見つけられるはずです。

4-1

レントゲン検査を何十年受けても側弯症の原因はわからない

あなたが、美味しい果物や新鮮な野菜をスーパーで探すときはどうされますか？　まずは見た目の大きさや形、色などから決められると思います。しかし、見た目だけの情報では本当に美味しいか、新鮮かどうかを確定するのは難しいために、さらに手に取って、重さや硬さ、肌触り、時には匂いを嗅いで、多方面の情報から総合的に判断するのではないでしょうか。しかし、昨今はネット社会ですから、パソコン上の美しい商品の映像だけを見て、実物を見ないで決める人が増えています。ここでショッピングに失敗した経験のある方も多いかもしれません。その商品の本当の良し悪しは、映像だけではわからないのです。

現代医学も、レントゲンやＭＲＩ（磁気共鳴画像）検査などの画像の技術が飛躍的に進歩しました。そのために美しい画像から患者さんの病気のすべてがわかると勘違いをしがちですが、そうではありません。

今まで、世界中の医学会で特発性側弯症の専門医の先生方が何十年にもわたってレントゲン検査を行い、何万人もの患者さんを診察してこられましたが、その原因はまったくわかっていません。レントゲン写真で原因がわからない一つめの理由として、レントゲン検査ではおもに骨しか写らないことがあげられます。背骨や肋骨を曲げたままにとどめているのは、骨のまわりにある筋肉や靭帯の軟部組織の張力や小さな関節の動きによるものです。しかし悲しいかな、この**筋肉の張力や関節の動きはレントゲン写真には写りません。**背骨の小さな関節が写っていても、関節の動きの問題はわからないのです。もし仮に筋肉が写ったとしても、筋肉の伸び縮みの左右差はわかりません。背骨の一方向（前後方向）の「角度」ばかりを診てきたからです。**背骨のゆがむ側弯症は、骨や関節、筋肉などの「運動器」の問題であるにもかかわらず、関節の動きや筋肉の状態の検査がほとんどされてきませんでした。**これでは何ひとつとして原因を見つけだすことは不可能です。

二つめの理由は、背骨の曲がる角度・ゆがむ形は、背骨単独では決まらないということです。背骨は頭と手足につながっています。頭や骨盤、手足などの位置が変われば、それにともなって姿勢を保つために背骨は曲がる角度・形を変化させます。また、心が落ち込んでいたり緊張していたりする心模様だけでも背骨の形は変わります。そのため、その時々の患者

図 4-1　背骨の画像

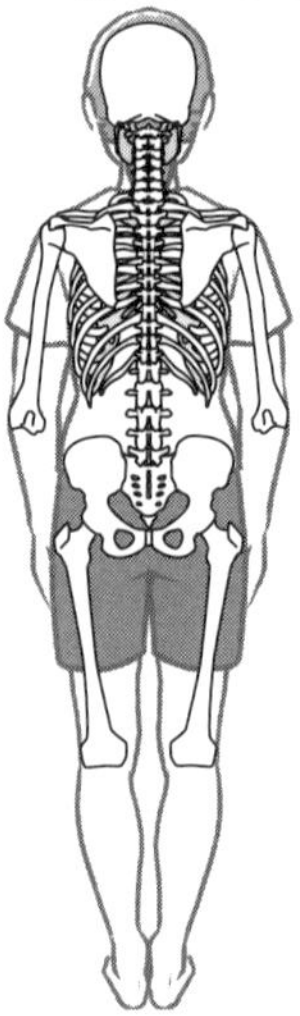

一瞬を切り取った画像で
形だけがわかっても……

関節の動きぐあい
関節の動く範囲
筋肉などの柔軟性
筋肉の力
筋肉の前後左右のバランス
体の他の箇所との相関関係
重心
心模様と姿勢の相関関係
日常生活の様子　……等々

何もわからない

↓

**側弯症の確定診断はできても、
原因はまったくわからない**

さんの状態しだいでレントゲン検査の背骨の角度は大きく変化してしまうのです。

　三つめの理由は、変形を起こす病気は「小さな力」が毎日「繰り返し」、そして「長期間」続くことによって起こる「生活習慣病」です。生活習慣病であるなら、その患者さんの日常の生活のさまざまな様子（習慣）を知らなければ原因が見えてこないことは明らかです。

　患者さん一人ひとりの側弯症の原因を見つけるためには、レントゲン検査だけでなく、背骨の触診、関節の可動域検査、筋力と左右のバランスを診る検査、歩行などの動的検査、患者さんとご家族からの問診など、さまざまな方面からの検査の情報を必要とします。これら総合的な情報をとおして、はじめてその患者さんの全体像がわかり、側弯症の原因が見えてきます。レントゲン写真をパチッと撮るだけでは、診断はできても原因はまったくわからないのです（図４－１）。

POINT

同じレントゲン検査の繰り返しのなかで埋もれていても、原因は何もわからない。視点を変えることで「側弯症にはこんな問題があったのか」という、今まで気づかなかった実像・原因が見えてくる。

4-2

〈レントゲン診断の問題〉

側弯の角度は瞬時に変化する

患者さんとご家族が心を痛めるものに、「胸椎は○○度、腰椎は△△度」というレントゲン写真に写る側弯の角度（Cobb《コブ》角）の数値（数字）があります（Cobb角の詳細は第1章・1－1参照）。背骨の角度の数値は、固定して変わらないものと思い込んでいる方が、患者さんご本人とご家族だけでなく医療関係者にもたくさんおられます。

これと似たようなものに「血圧」や「血液検査」の数値があります。「私の血圧は140です」という患者さんの場合、平熱などと同じような平均値のようなイメージで、ずっと140だと思っておられる方が多いのではないでしょうか。しかし実際は、一日のなかでも高くなったり低くなったり、刻々と変化します。笑ったり怒ったりする感情の起伏でも変わりますし、運動時と休息時でも数値はかなり異なります。

レントゲン写真の背骨の角度も血圧と同じで、固定した数値ではありません。私たちの体は、硬いコンクリート製の建物とは違い、柔軟で弾力性のある構造物です。そのために、立っている姿勢では常に前後左右に微妙に揺れ動いています。「気をつけ！」のような背筋を伸ばした静止立位《りつい》でじーっと動かずに立っているつもりでも、実際には微妙に揺れながら立っています。同様に背骨も常に揺れ動いているために、弯曲の角度も刻々と変化し続けているのです。

私たちが目にしている立った姿勢のレントゲン写真は、実際には動態の「ある瞬間」を切り取った背骨の形です。頭の傾きや重心の違い、息を吐いたときと吸ったとき（呼吸運動時）、左右の手や足の位置、精神的な緊張の度合いやその時に意識した姿勢などによって、瞬時に背骨の弯曲の角度は変わってしまいます。これは皆さんが記念写真を撮られるときの背筋を伸ばした姿勢と、日常の何気ない場面の姿勢とで大きく異なるのと同じです。レントゲン検査時には、そうした微妙な違いを診るくらい細やかなことまでチェックをされないと、前回のレントゲン写真の角度との正しい比較はできません。もちろん、側弯症の進行や改善における正しい判定もできません。そのため、レントゲン写真だけでの側弯の進行度の判定は難しいのです。

次ページ・図４－２は、レントゲン写真を元にしたものですが、A、B、Cともに同じ人

図 4-2　一瞬で変化する側弯の角度と姿勢

（背骨だけを取り出したレントゲン写真〈正面から撮影〉）

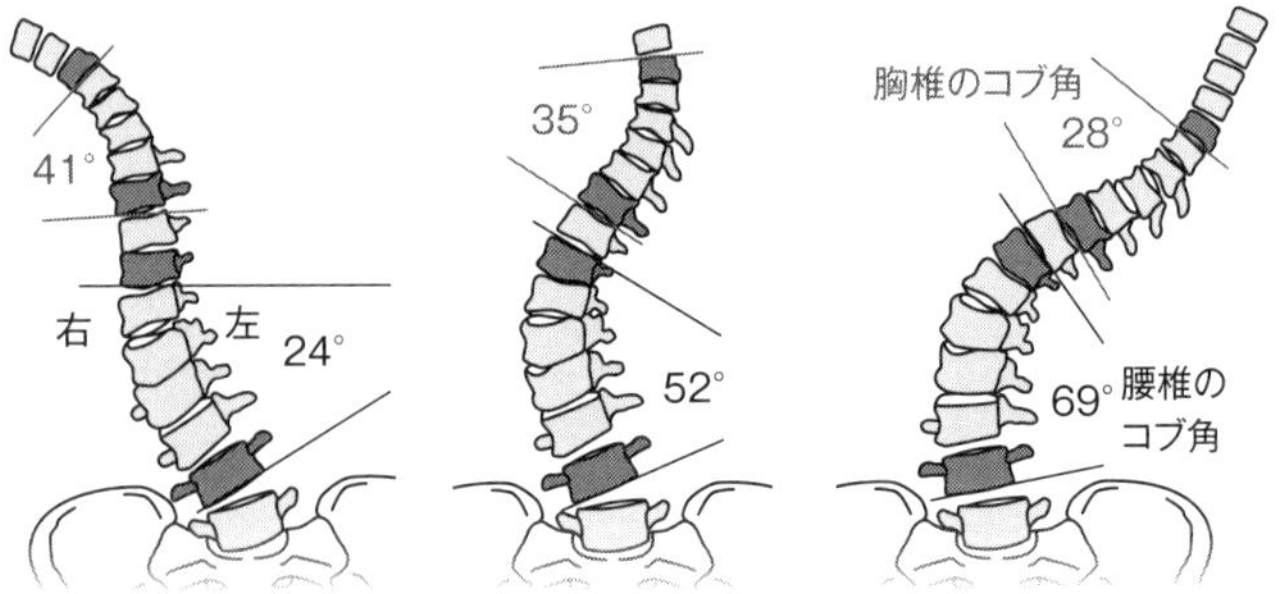

A：体幹を右に曲げる　B：立位姿勢　C：体幹を左に曲げる

※同一人物・同日の画像

を同じ日に撮影したものです。頭の位置や体の傾き方次第で、腰椎ではAの24°とCの69°で45°も差があり、胸椎ではAの41°とCの28°でやはり13°の差が出ています。このように、今まで側弯症の診断の基準になっているレントゲン写真の角度は、すぐに変化するおおまかな数値であることを知識として知っておいてください。

もう少し角度について現実的なお話をしておくと、同じレントゲン写真を診ても、先生によって側弯の角度の判断（数値）は異なります。また同じ先生でも、次にそのレントゲン写真を測定したとき、必ずしも同じ数値になるとは限りません。実際に、患者さんがレントゲン写真のコピーを持ってこられた際、

「前回と今回、これと同じレントゲン写真を診て、先生の言われた角度の数値が違った」などということもあります。仮にその時の検査の数値が悪かったとしても落ち込まず、「今回はこの数値か。次回に良い数値を出してやろう」とファイトを燃やしてください。

また、側弯症の背骨のゆがみの形は、レントゲン写真で診て「単純に背骨が右に曲がっている、左に曲がっている」というわけではありません。実際の背骨のゆがみの形は、第3章・3－1で述べたように左右に曲がる、前後に曲がる、そして回転するという3次元での複合運動の形です。しかし、レントゲン写真における判断は、前後から撮影した一方向から見た形での角度判定です。臨床上、回転（捻れ）が非常に強く見た目は大きな隆起がある患者さんでも、背骨の中心線が保たれているため、レントゲン写真上では中等度の側弯症と診断されている方もいます。逆に、背骨の回転は少ないけれども、左右の曲がり（傾き）方が強いために、レントゲン写真上では重度の側弯症と診断されている方もいます。

立った姿勢と寝た姿勢でも、また、肋骨隆起や腰部隆起の突出が大きい場合ではレントゲン検査時のフィルム版の当たり方でも、側弯の角度は変化します。繰り返しとなりますが、第3章・3－1で述べたように、実際は側弯のない私たちでも、少し上半身を回転させるだけで側弯症の背骨の形になります。

これらからわかるように、前後一方向のレントゲン写真だけの診断で、側弯の進行や改善の云々はとても言い切れません。一つの検査だけで側弯症の進行を判断することはとても危険です。

POINT

レントゲン写真の側弯の角度の比較を行うには、検査時の厳密な姿勢のチェックが必要。わずかな姿勢の変化で、背骨の角度は瞬時に変わる。

4-3 筋肉・筋膜など、局所のひずみが全身に波及する

「側弯症は全身のゆがみである」。そのため、側弯症の原因を見つけるには、全身の検査が必要となります。なぜ必要なのかを知っていただく目的で、ここでは「骨と筋肉」のお話をしたいと思います。

私たちは今まで、学校教育のなかで生物学や解剖学の教科書をとおして骨や筋肉について学んできました。骨や筋肉を一つひとつバラバラに分けることで、その形状や働きの説明を受けてきました。例えば次ページ・図４-３-１のように、腕の筋肉（上腕二頭筋《じょうわんにとうきん》）が収縮すると肘関節が曲がるというように学んでいるのではないでしょうか。

ところが、実際には私たちの体の骨と筋肉はそうはなっていません。全身の骨と関節は、一つの「骨膜」という袋で包まれています。また、一つひとつの筋肉も、たった一つの「筋膜」という伸縮性のある袋の内側に、約６００のポケットがあり、そのなかに入っていま

図 4-3-1　骨と筋肉（従来のイメージ）

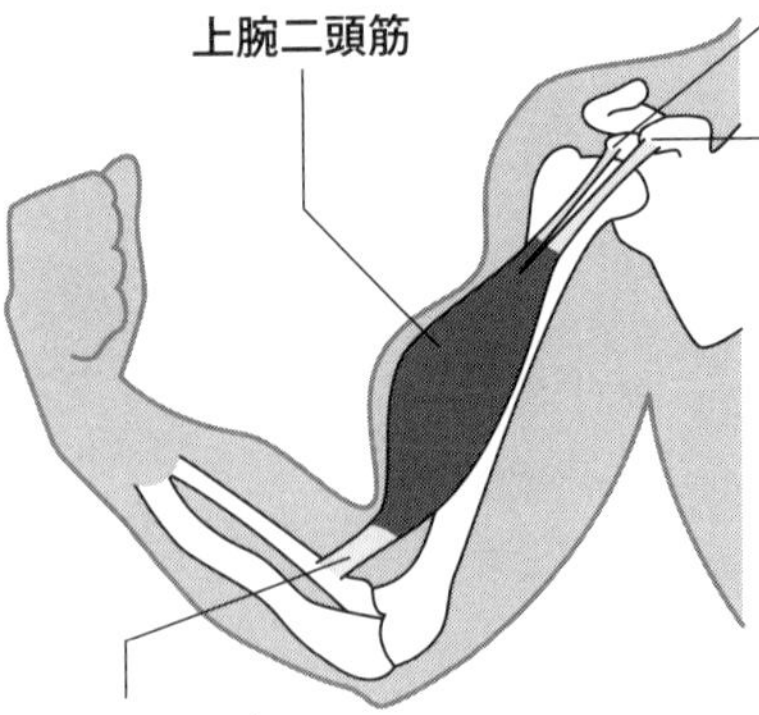
肩甲骨（関節上結節）
肩甲骨
（烏口〈うこう〉突起）
実際には「筋肉」は、
直接「骨」に
ついていない。
筋肉は「筋膜」で包まれ、
骨を包む「骨膜」についている。
橈骨（とうこつ）

す。これはちょうど大きな網のなかの魚たちのようなイメージで、筋肉は「筋膜の網」のなかにとらえられているといってよいかもしれません。

「骨膜」と「筋膜」という二つの膜を視覚的なイメージ図で示すと、図4-3-2のようになります。全身の骨と関節を包む内袋「骨膜」の上に、筋肉を包んだもう一つの外袋「筋膜」が全身タイツのように覆《おお》っているのです。そして、この骨と筋肉の2つの袋の膜は、うまく連動して動くように、ところどころ特定の場所（筋付着部）でくっついています。これまで教科書から学んできた、「筋肉は骨に直接くっついている」というイメージとは大きく異なるのではないでしょうか。こうした、全身を包む

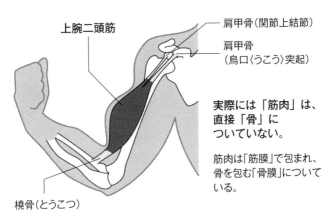

図 4-3-2　膜という全身タイツ（「骨膜」と「筋膜」）

全身の骨と関節、筋肉は、膜によってつながっている。
1つの関節、筋肉の動きに異常が起これば、
その影響は全身に波及する。

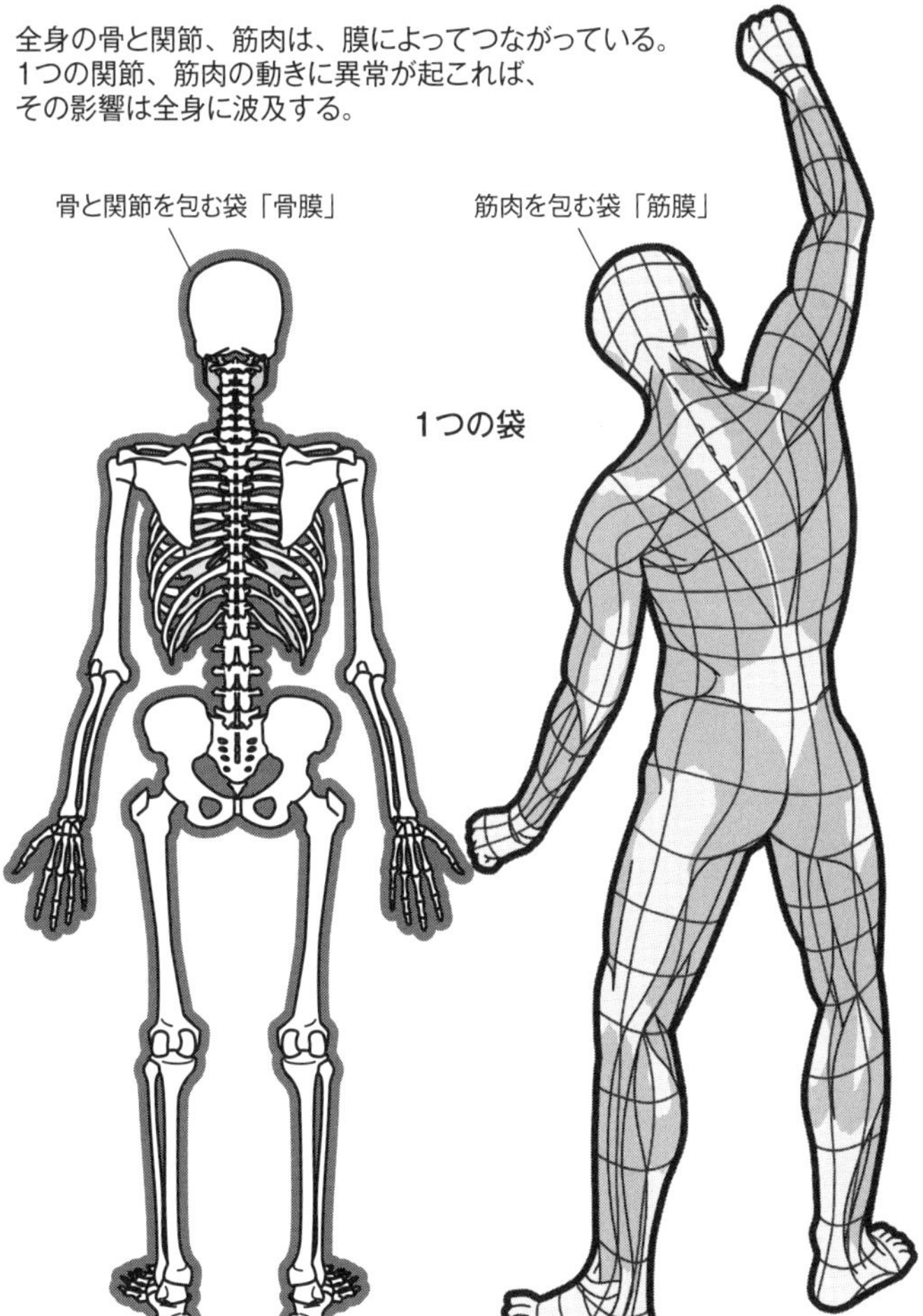

出典：『プロメテウス解剖学アトラス 解剖学総論／運動器系 第2版』
坂井建雄、松村讓兒 監訳（医学書院）を参考に作成

「膜の構造」の視点から見れば、体の一部分の骨や筋肉が動くと、からだ全体に影響がおよぶことが理解できます。例えば、体のどこかの筋膜の網を引っ張ると、ハンモックの一部分を引っ張ったかのように全身にその影響が伝達されます。私たちの体は外から力が加えられると、そのひずみを集中させるのではなく、むしろ全体に分散させます。そのため、体のどこか1カ所に関節の動きの制限や筋肉の縮みなどが起こり、それが長期間続いてしまうと、ひずみは全身に波及します。

私たちの大きな姿形（骨格）は、硬い骨の支持性があるため重力に抗って立っていられるのは事実ですが、骨膜や筋膜などの膜を取り除けば、安定して立っているどころではなくなり、バラバラと音を立てて崩れ落ちてしまいます。つまり私たちの姿形は、骨膜や筋膜などの膜（軟部組織）の張力バランスが保たれた、力学的につり合った状態に他なりません（図4－3－3）。

体を覆っている膜について、もう一つわかりやすいイメージがあります。皆さんもよく見かけるかと思いますが、オレンジ色のビニール袋に包まれたピンク色の「魚肉ソーセージ」。薄い膜のビニール袋に包まれた状態であれば、重力に抗ってピンと立ちます。また弾力性があるので、曲げようと思えばさまざまな方向に曲げられます。剛《ごう》と柔《じゅう》を兼ね備えた構

図 4-3-3　体の姿形を保つ張力バランス

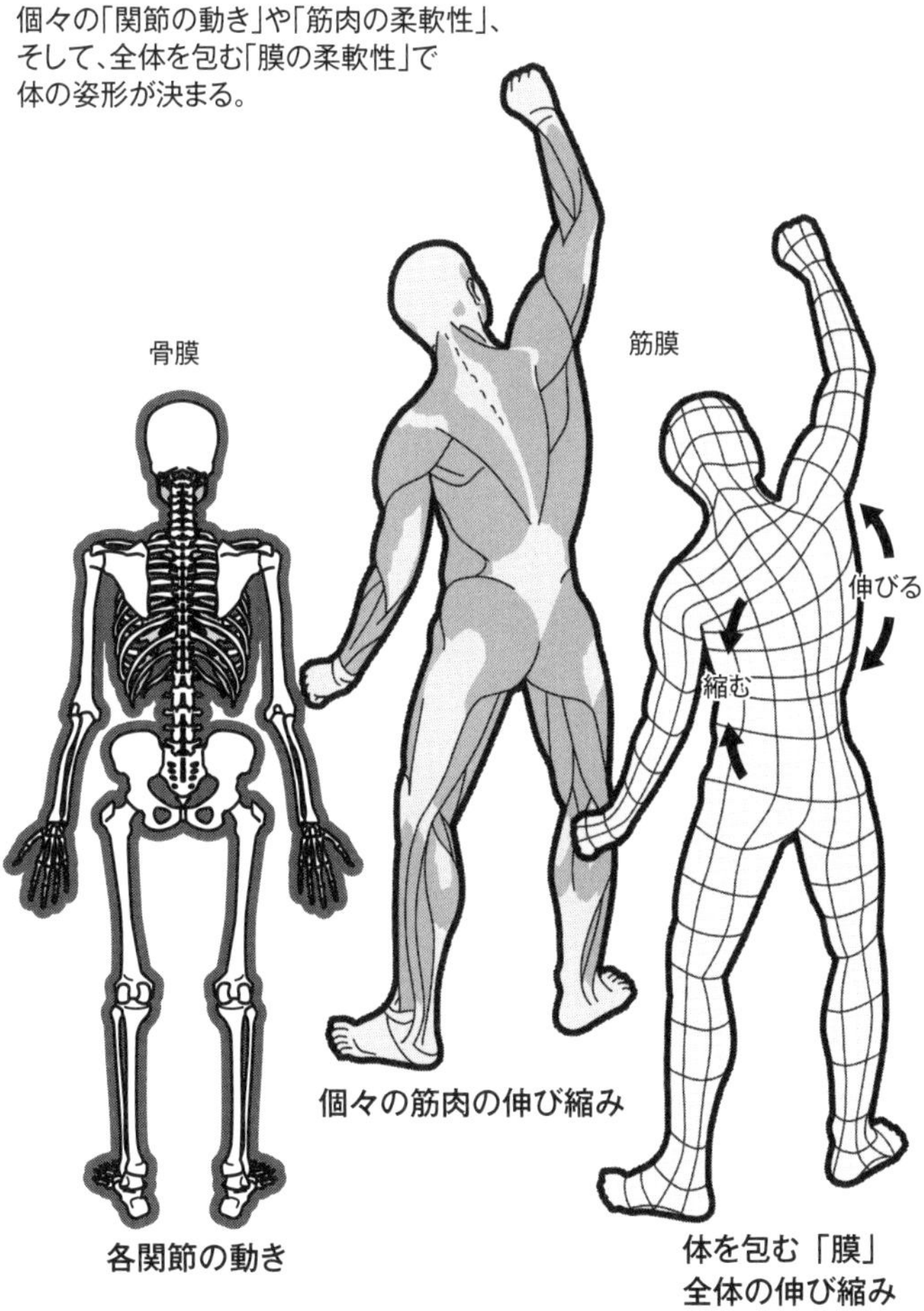

個々の「関節の動き」や「筋肉の柔軟性」、
そして、全体を包む「膜の柔軟性」で
体の姿形が決まる。

出典：『プロメテウス解剖学アトラス 解剖学総論／運動器系 第2版』
坂井建雄、松村讓兒 監訳（医学書院）を参考に作成

図 4-3-4　筋肉・筋膜の不均等

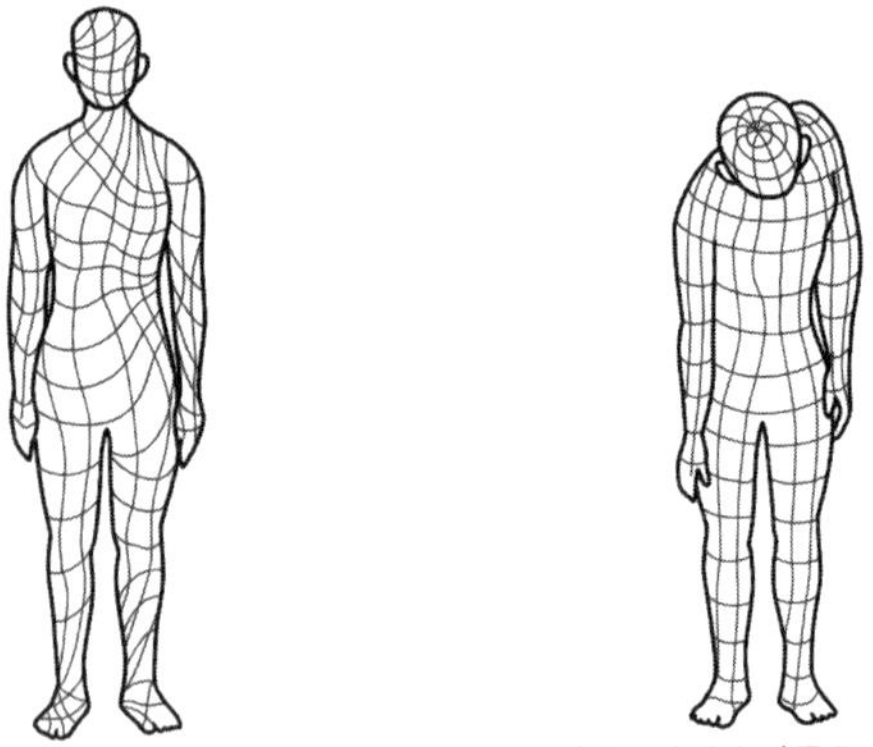

無理やり姿勢を正した場合
外見は整って見えても、
筋膜などは不均等な状態
不安定になり、長く立っていられない。

無意識な「側弯」姿勢
外見はおかしく見えても、
筋膜などは均等な状態
安定するので長く立っていられる。

出典：『三軸修正法 自然法則がカラダを変える！』池上六朗 著
（BABジャパン出版局）を参考に作成

造です。しかし、このビニール袋を剥《は》いでしまうと、フニャっと力なく曲がってしまいます。もうおわかりかと思いますが、私たちの体も、まさにこの魚肉ソーセージのような「膜の構造」で形づくられているのです。私たちは運動や生活環境のさまざまな場面で姿形を変化させますが、環境にうまく形を変化させる体や背骨があってこそ、それを可能にしています。この「支持性（剛）と柔軟性（柔）」を備えたしくみは、膜の構造によって成り立っているのです。

　このことは、側弯症の治療法が装具や手術で背骨を強い力で無理やり矯正固定する治療より、骨膜や筋膜という軟部組織のバランスを整える治療のほうが「自然の摂理」に適《かな》っていることの理由になります。本書の冒頭「はじめに」でも述べましたが、私の同期の鍼灸マッサージ師の友人が「変形性の関節疾患が治った」と言ったのは、筋肉・筋膜などの軟部組織が硬くなって動かなくなっている場所を触診により探しだし、元の左右のバランスが整った動く状態に戻した結果です。この事実は、変形性の股関節や膝関節であっても手術をせずとも治ることを意味し、その後、私も臨床経験から実証しています。

側弯症のお子さんに、外見上、背筋が伸びて整った姿勢を試みてもらった場合、筋肉や筋膜などの張力の左右差、不均衡が見られ、フラフラと不安定な立ち方になり、長くその姿勢が保てません。しかし、側弯状態の立ち方であれば体がふらつかず安定した立ち方ができるのです（図４－３－４）。

「側弯症は全身のゆがみである」とこの項の最初に述べましたが、側弯症の患者さんを頭のてっぺんから足の先までくわしく検査すると、背骨のゆがみだけでなく、必ず体のどこかに関節の動きの制限や筋肉の縮みなどが認められます。

POINT

関節の動きや筋肉の縮みなどで、局所の膜の動きに異常をきたすと、その影響は背骨のゆがみ、そして全身のゆがみへと波及する。

4-4

民間療法から学んだ丁寧な検査

「最先端の医療検査機器でも側弯の原因がわからないなら、いったいどうしたらいいの？」と現代医学に慣れ親しんだ私たちは思ってしまいます。少なくとも、「大病院で行われている検査や治療が最高のものである」と思い込んでいた病院勤務時代の私ならそう思ったでしょう。

ところが、レントゲンやＭＲＩ検査などがまったくない紀元前、医学の父といわれる**ヒポクラテスの時代から、子どもの背骨がゆがむ側弯症のことは認識されていました。**また、医学知識がほとんどない昔の大人たちでさえも、「そんな座り方や姿勢をしていたら、背骨がゆがむぞ」と側弯症の原因まで言い当てていました。事実そのとおりで、検査機器などがなくても、日頃からお子さんの所作（立ち居振る舞い）や姿勢をしっかり見ていれば、またお子さんの背中を触れれば、背骨のゆがみの有無だけでなく原因までもがわかります。

図 4-4-1　背骨の触診(背骨のゆがみの検査)

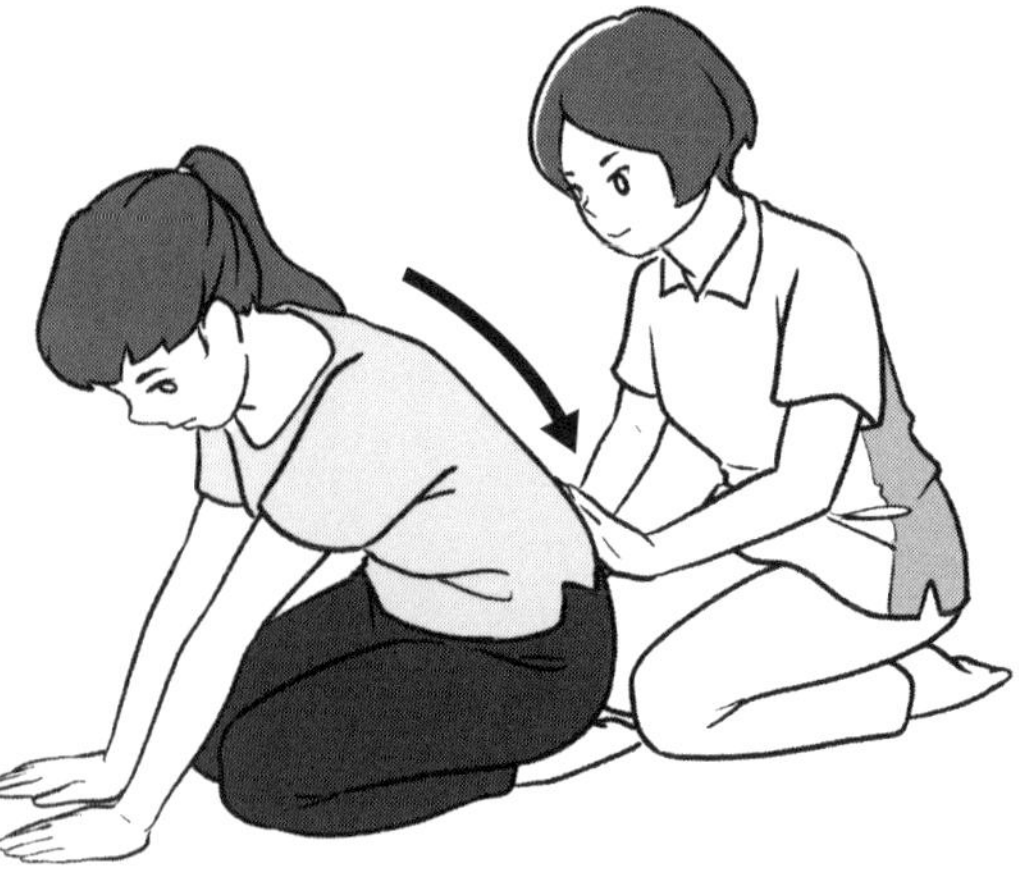

背骨の両側を上から下へ、少し圧を加えながら手を当てていく

次にあげる背骨の検査法は、日本古来の民間療法である「按摩《あんま》」の手法です。図4－4－1のようにお子さんを正座させ、背骨の両側に手を当てて、首から腰に（上から下へ）少し圧を加えながら指を移動させてみてください。その際、お子さんの肌に直接手を当てるよりも、少しざらつき感のある綿の薄いシャツ等を介して触診するほうが「背骨のゆがみ方」がよくわかります。背骨の棘突起《きょくとっき》（背骨の後ろの真ん中にある突起）の両側に沿って指を上から下に丁寧に撫《な》でおろしてみると、あなたの指先からお子さんの背骨のゆがみ方が伝わってくるはずです。

背骨の一方は深くくぼんでいるのに、反対側はコブのように大きく盛り上がっている、捻れて曲がっている等が触覚と視覚の両方から感じられるはずです。触診の検査で手指から伝わってくる背骨に関連する情報には、弯曲の大きさや形、捻れの位置や強弱、柔軟性などがあります。

例えば、背骨の曲がり方は椎骨が数カ所だけの短いものもあれば、背骨全体にわたる長いものもあります。捻れ方も、深いものもあれば、浅いものもあります。強く捻れている位置もさまざまです。弯曲の硬さも亀の甲羅のように硬いものもあれば、ゴムバンドのように軟らかく、支持力が弱いものもあります。その感触は誰ひとりとして同じものはなく、一人ひとり違いますから、さまざまな背骨のゆがみが感知できます。触れるだけで最先端の医療検査機器以上の詳細な情報が得られるのです。

さらに、正座で頭を前に下げて背中を丸くしたり、逆に頭と背中を後ろに反らしたり、頭と背中を左右に傾けたりする動きをとおして、背骨のよく動くところとほとんど固まって動かないところがしっかりと感知できます。動かないところの範囲や位置、そしてその硬さの違いなど、詳細な背骨のゆがみの原因がわかります。肋骨などは部分的に、あるいは全体的に一つの大きな塊《かたまり》として動くのがわかります。肩甲骨も左右の位置だけでなく、動きやまわりの筋肉の柔軟性の違いもわかります（次ページ・図４－４－２）。

図 4-4-2　触診で背骨の問題の部位を発見する

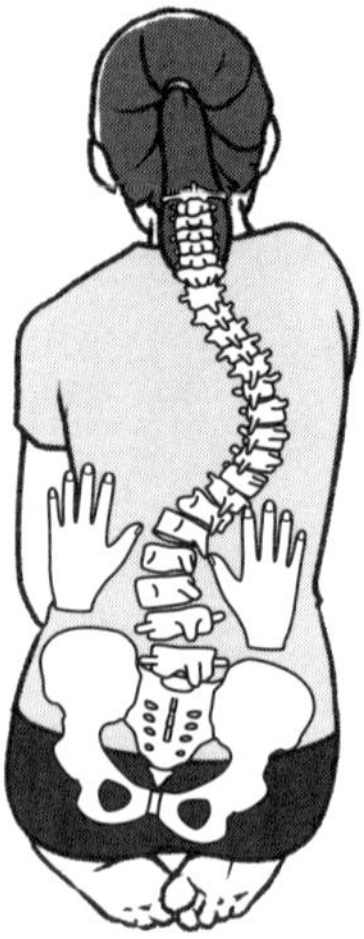

背骨やその周辺部を触れる（触診する）ことで
判定できるもの

① 背骨の曲がり・回転・傾きの場所、
　その大きさと範囲
② 関節の動き、硬さ
③ 筋肉の柔軟性、緊張度　　　　など

患者さんに動きを加えてもらうと、
①～③がよりはっきり確認できる

側弯の原因が見つけだせる

このように、背骨の触診は単に背骨のゆがみを発見できるだけでなく、最先端の医療機器と比較にならないくらい、詳細な側弯症の原因の情報が得られます。また、触診は側弯症の背骨の今の状態が詳細にわかるだけでなく、治療前と治療後の効果の有無や、再診時の側弯が進行しているか改善しているかも、大がかりな検査をしなくても背中に触れるだけで瞬時に判断できます。私たちヒトは手の感覚だけで側弯症の原因を見つけ、すぐに治療も行え、治療後の効果も判定できます。昨今の医療の臨床現場では、患者さんに直接触れる触診は一見原始的で時代遅れに思われ、軽んじられています。しかし、実際に側弯症の背骨に触れなければ、本当の実像も原因もなにひとつわかりません。

話を元に戻しますが、正座姿勢の検査では他にも顎関節や肩甲骨の動き、骨盤や足の形の違いなどを診ます。正座の検査でもこれだけの項目の検査をします。さらに、正座の他にも、仰向けや俯せに寝た姿勢、立った姿勢、歩行の観察など、頭のてっぺんから足先まで全身を観察しながら検査していきます。

このような古来から民間療法で行われていた地道な触診や視診、姿勢や動的な検査などのさまざまな情報をとおして、どこの筋肉が硬く短縮して伸びないのか、どこの関節の動きが悪いのかなど、個々のお子さんの側弯症の現状と原因がわかるのです。そして、その原因がわかってはじめて治療のスタートラインに立てます。しかし、今は病院でも民間療法でも病気の原因を見つける検査より治療法が重んじられていることがとても残念です。

動きをともなう側弯症のお子さんの背骨のゆがみの実像と原因が一番よくわかるのは、レントゲン検査の静止画像ではありません。日頃からお子さんの所作や姿勢を身近で見ておられるご家族の目、背中に優しく触れる手、それに勝る検査はありません。

POINT

レントゲンやMRI、モアレ検査機器がなくても、古来から背骨のゆがみは認識されていた。子どもの所作や姿勢などのしっかりした観察と背骨に触れることによって側弯はわかる。

（注）モアレ検査……第1章・1－1「モアレ撮影」の注釈参照。

4-5 〈側弯症の検査①〉姿勢を診る

特発性側弯症のお子さんがご家族とはじめて来院された際、面談中に椅子に座る姿勢を観察してみると、本人が緊張されているためか、見た目上、それほど姿勢は悪くありません。

ところが「日頃、家でどんな座り方をしているの？　普段している座り方をしてみてくれる？」と言って実際に行ってもらうと、必ず悪い姿勢の座り方をいくつもされます。残念ながら、正しい姿勢で座っている側弯症のお子さんと今まで出会ったことがありません。また後日あらためて、ご家族に頼んでお子さんの家での様子を撮影してもらうのですが、そうするとリラックスしてテレビを見ている姿、ゲームに夢中になっている姿、寝そべってスマートフォンに見入る姿など、さまざまな格好の姿勢の癖が浮きぼりになります。そこにも側弯症を発症させる問題のある姿勢がたくさん見られます。

生活習慣で起こる側弯症の原因を見つけるためには、このように日常で「習慣化」してい

図 4-5-1　体育座り

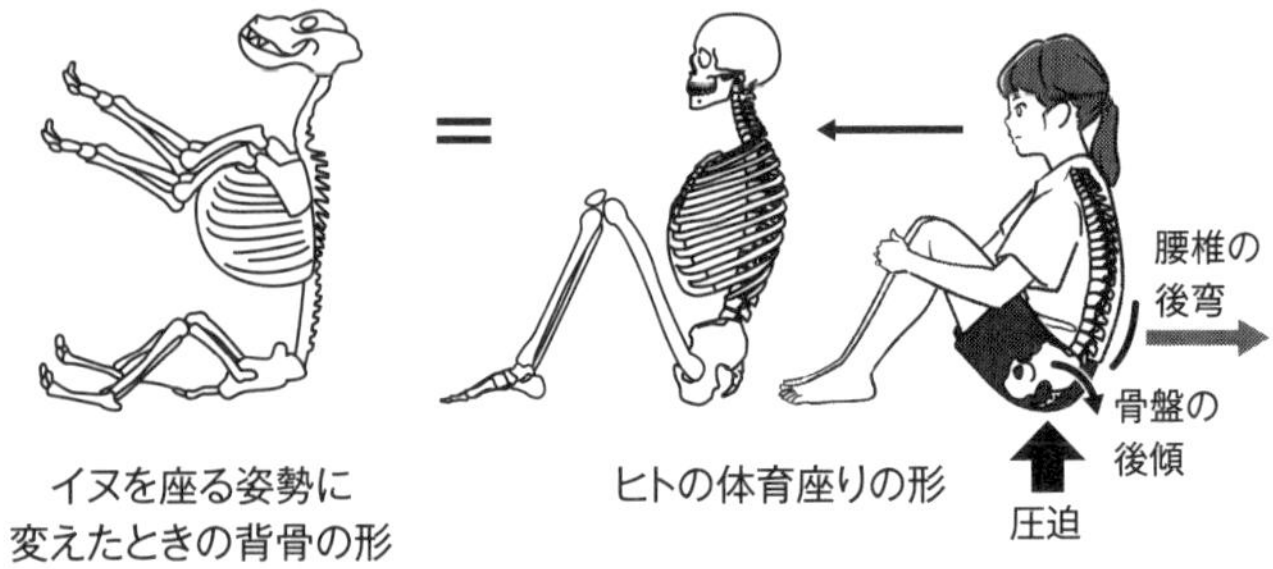

出典：『構造医学 自然治癒のカギは重力にある！』吉田勧持 著（エンタプライズ）を参考に作成

る姿勢の確認が極めて重要な第一歩となります。座る時間が長い児童や思春期のお子さんには、座る姿勢の検査が絶対に欠かせません。とくに腰椎の前弯を消失させてしまう座り方は、側弯を起こす主たる原因ですから注意深くチェックする必要があります。

腰椎の前弯を消失させる座り方はさまざまありますが、ここでは代表的な3つの座り方にふれておきましょう。

まず、**子どもの「腰椎の前弯」を消失させる最悪の座り方は、第3章・3－6で述べたように、「体育座り」です。**図4－5－1を見るとわかりますが、体育座りの姿勢は極端に骨盤を後ろに倒し、腰椎は前弯を失うどころか、老人のように「腰椎が後弯」していま

図 4-5-2　体育座りと壁もたれ

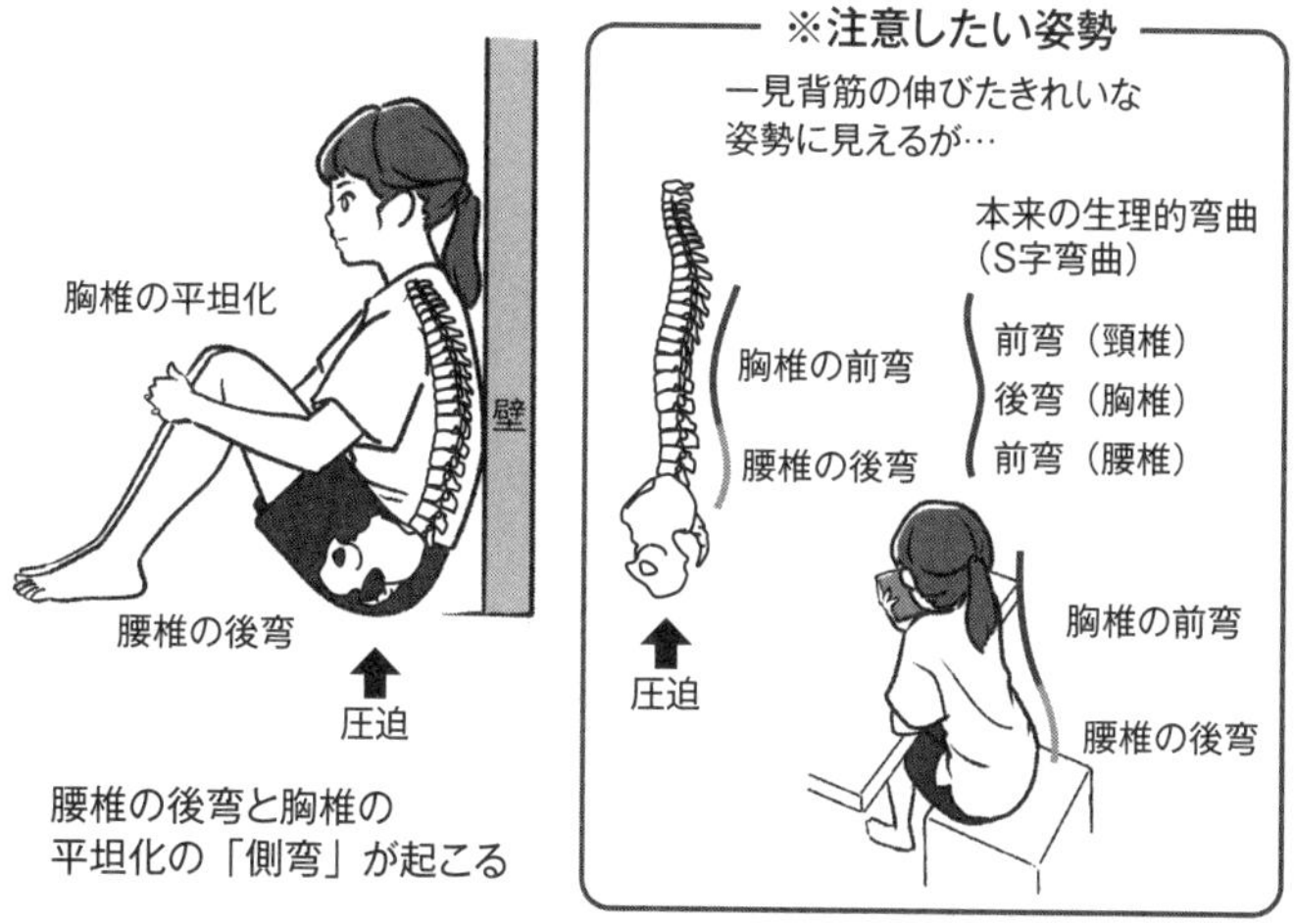

す。これは**胸椎と腰椎が後弯した四足動物の背骨の形と同じ**です。まさに側弯症を発症させる座り方と言わざるを得ません。にもかかわらず、この側弯症の原因となる座り方は幼稚園や学校で推奨されているのです。子どもたちの身体的な成長や将来を考えたら、大問題だということがわかっていただけるかと思います。

次に、側弯症のお子さんのなかには、胸椎の「後弯」が減少、または逆に前弯となっていて、一見背筋を伸ばした美しい姿勢に見えるタイプがあります。しかし、これは胸椎だけを見たときの印象にすぎません。胸椎より下の部分（腰椎や骨盤）をしっかり診れば、決して良い姿勢ではないことがわかります。

胸椎の前弯した背骨の腰椎は、逆に強く後弯し、骨盤も後ろに倒れています（図4－5－2・右）。

ヒトは頭の位置を常に重心線に保つよう姿勢を変えていきます。ですから、このタイプの姿勢は腰椎の後弯と骨盤の後傾で重心が後ろになった分を、「胸椎の後弯」の生理的S字弯曲を壊してまでも胸椎を極端に前へ移動させて、なんとか「直立」姿勢を保とうとしている姿です。なお、これと同じ姿勢は高齢者にも見られます。年老いて腰が曲がりはじめる（腰椎の後弯化）と、胸を反らせる（胸椎の前弯化）ことで、なんとか「直立」姿勢を維持しようとします。一見、その高齢者の座る姿勢は良さそうに見えますが、立った姿勢は腰椎後弯・骨盤後傾のへっぴり腰です。

このようなタイプの側弯症のお子さんに体を反らす背筋運動をしてもらうと、一見きれいにやれているように見えますが、腰椎はあまり動かずに、極端に胸を反らす代償運動をします。「胸椎の後弯が減少、または前弯」という、本来の背骨の生理的S字弯曲が消失しているのは「なぜ」かを考えないと、側弯症の原因は見つかりません。このお子さんたちの共通の座り方は、体育座りで壁にもたれかかる、仙骨座りで椅子の背もたれに寄りかかるといった、まさに図4－5－2・左のような背骨の形になるものです。

最後は「あぐら」です。あぐらで脚を組むと図4－5－3のように左右の膝の高さに違いができます。そうなると、膝の低い側に骨盤が傾きます。骨盤が傾けば、当然背骨は姿勢を保つために弯曲をします。それに加えて**「あぐら」は骨盤を後ろに倒すために腰椎は後弯します。**これも、まさに側弯症をつくるための座り方です。

ひと昔前の日本ではあぐらを組む女性は見かけませんでした。女の子があぐらを組んでいると、祖父母や両親、まわりの大人たちが「そんなはしたない座り方をするな」と厳しく注意をしていたからです。「あぐらを組むぐらい、いいじゃないか」と思われるかもしれません。しかし、**あぐらを組むと骨盤が後ろに倒れ、尾骨を圧迫する**ことになります。**尾骨からは神経が出ていて、骨盤内の子宮や卵巣など大切な器官を支配していますから、尾骨が圧迫されることで女性特有の病気にもつながっていきます。**

図 4-5-3　あぐら

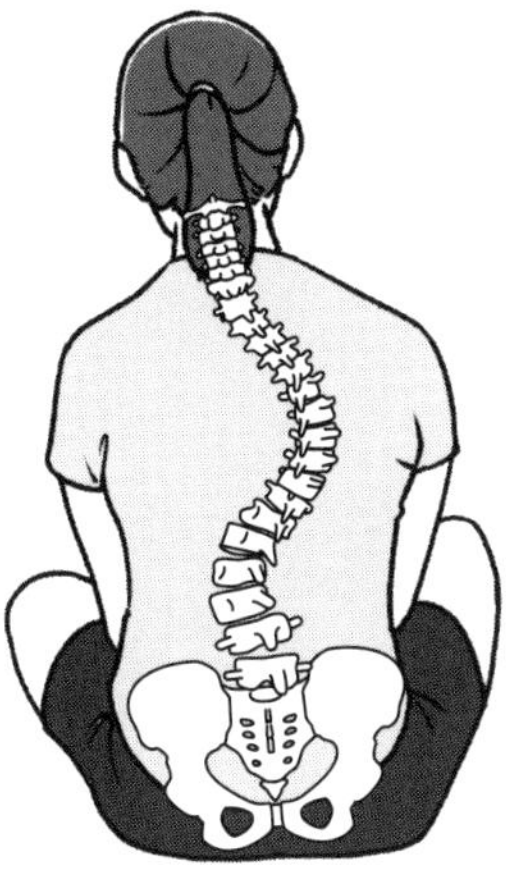

骨盤の後傾→腰椎の後弯
骨盤の傾き→背骨の側弯

また、女性は男性と比べて筋肉量が少なく関節が柔軟なために背骨が曲がりやすいことは、人類の長い歴史や文化のなかで経験的に知っていたために、女の子の将来を考えて、あぐらを禁止して正座をするように躾《しつけ》として伝承された、先人たちの大切な教えだったのかもしれません。

このように、からだ全体の姿形を診ないと側弯症の原因は見つけられません。そして正しい姿勢ひとつで、お子さんの将来の病気を予防することもできます。患者さんの「全体像を診る」ことは、側弯症に限らず、すべての医療の原点であるということを、あらためて肝に銘じたいものです。

POINT

女性の体は柔軟であるがゆえに変形しやすい。正しい座り方を身につけるだけで、側弯症は改善し予防できる。また、将来の婦人科疾患も防げる。

4-6 〈側弯症の検査②〉足もとを診る

「脚下照顧《きやっかしょうこ》」。お寺の玄関などで見かけた方もいらっしゃるかと思います。「足もとをよく見なさい」から転じて「履物《はきもの》を揃《そろ》えましょう」という意味で使われています。しかし、真意は「自分の足もとをよく見て確かめる、自分の行いを反省して一つひとつ顧《かえり》みる」という自己反省や日常生活の直視をうながす禅僧の言葉です。

側弯症の原因を探すときも同じです。外見の背骨のゆがみだけにとらわれず、背骨の土台となる足もとをよく見て確かめること、そして、自分の日常生活の一つひとつを顧みることが必要です。

側弯症の場合、なぜ「足もと」をよく見て確かめる必要があるのでしょうか。それは、ヒトは立って歩く「直立二足歩行」で移動する動物だからです。

直立に立った姿勢では、左右の脚の非対称が大きくなると、背骨の土台の骨盤は傾き回転します。次に、骨盤が傾くと直立を保つために背骨はゆがみ、「側弯の形をとる」ことで姿勢を安定させます。そして、この側弯の形での安定した直立姿勢が何年もの長い間「知らずに」続いてしまうと、体は側弯の形に順応した骨や筋肉のつき方へとつくり変えられていきます。こう見ると、私たちが日常生活で「無意識に」行っている何気ない姿勢を顧みることが、いかに大切であるかがわかるかと思います。

実際に、第3章・図3－7－2で示したように、側弯症の患者さんの脚の検査をすると、左右の股関節の開き方が違う、膝関節の形（O脚・X脚）が違う、足関節の硬さ（関節可動域）が違う、足の形（扁平足や外反母趾）が違うなど、**必ず左右の脚の非対称と骨盤のゆがみが顕著に見られます。**

一般的に、整形外科において脚の長さの左右差を調べる「脚長差《きゃくちょうさ》」の検査では、脚の骨の長さ「解剖学的脚長差」だけにとどまっている場合がほとんどです。しかし、側弯症の場合は、脚の骨の長さが左右同じでも、左右の足・膝・股関節の回転、曲がり方の違いや骨盤のゆがみがあるために、脚の左右の形に違いがあります。この脚の左右の形の違いから機能的脚長差が起こっています。また、脚の非対称は「脚長差」だけを生じさせるわけではなく、骨盤の傾きや回転も生じさせます。

図４－６のように、お子さんを立たせて脚や骨盤をじーっと後ろから観察してください。「あっ、本当に脚の形に左右差がある」と気がつくはずです。さらに関節可動域テストなどの脚を動かす「動的検査」をすれば、違いがもっとはっきりわかるでしょう。

繰り返しになりますが、私たちの左右の脚は、必ずしも対称ではありません。左右が対称のように見える人でも、微妙に左右差があります。足部でも、足・膝・股関節でも、骨盤でもそうです。ただ、脚全体として「長さ」や「回転」「傾き」など、それなりにそこそこの左右バランスがとれていれば、背骨への影響はほとんどありません。しかし、脚の非対称がからだ全体の左右均等のバランスを保てる範囲を超えた場合、背骨をゆがめる力が大きくなります。実際に側弯症の患者さんで「脚の非対称」を詳細に検査すると、長さと回転、傾きの３つが複雑に組み合わされています。

ここで前掲の図３－７－１の例を見てみましょう。この図は足の動きが骨盤や背骨、反対側の脚の股・膝・足関節にまで影響がおよぶ運動の連鎖をあらわしたものです。例えば、右足に外反母趾《がいはんぼし》や扁平足などがあると、足は内側に倒れやすくなります。右足が内側に強く倒れると、右脚（膝と股関節）には内側への捻れの力がかかり、骨盤もそれにともなって動きます。そしてこの骨盤の動きは、反対側の左脚には外側の捻れの力となって影響を与え、ま

図 4-6　立った姿勢の検査

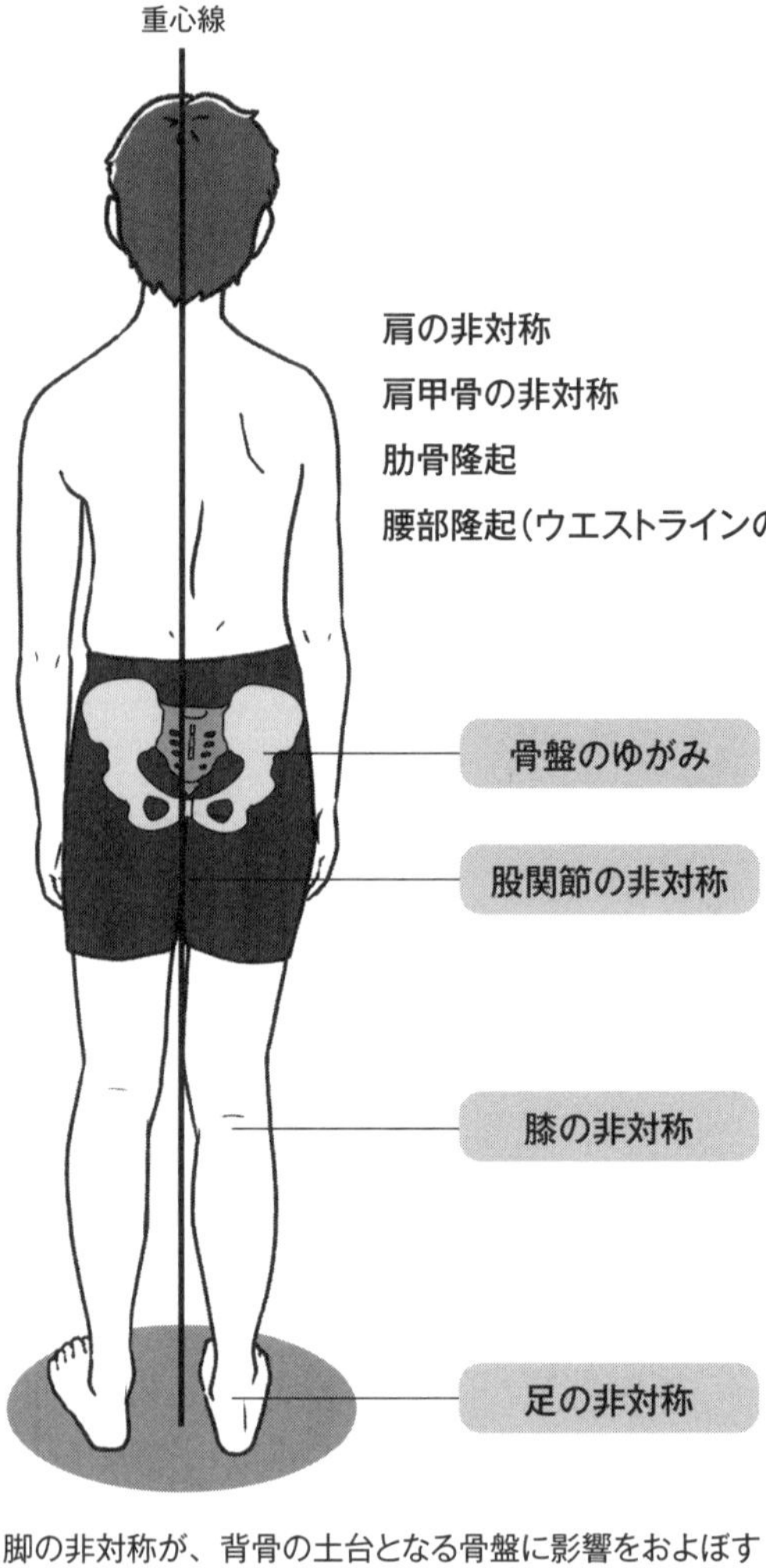

脚の非対称が、背骨の土台となる骨盤に影響をおよぼす

た骨盤の上にある背骨・肩（肩甲骨）・腕、そして首・頭までもが影響を受けます。４－３で述べたように、体の１カ所の動きが全身へ波及する例ともいえます。

ぜひとも「脚下照顧《きゃっかしょうこ》」を忘れずにいてください。「足もとをしっかり見なさい」は、側弯症の原因を見つける大切な極意です。そして「足もとを揃えましょう」こそが、側弯症を治す極意でもあります。

POINT

ヒトは「直立二足歩行」をする動物。ゆえに、足もとの非対称が側弯症の原因となる。

〈側弯症の検査③〉患者さんご家族から生活状況を聴く（問診）

「今どきは病院で受診すると、お医者さんはパソコンばかりを見て、あまり患者である私を診てくれない」と年配の患者さんがよく嘆かれます。

しかし私たち医療者が、患者さんの状態を一番把握できるのは、本人と目の前で対面したときです。患者さんから直接、生のお話が聴けて、様子を観察できるので、側弯症に関する多くの情報を得られる大切な時間となります。また、ご家族と一緒に来院された場合、いつも身近で接しておられるご家族からの生活情報は、側弯症の原因を見つけるうえで極めて貴重なものです。とくに生活習慣で起こる特発性側弯症の場合は、患者さん本人もご家族も、「日頃、意識せずに自動的に繰り返している」姿勢や行為が原因だとは思っておられません。そのため、どんな些細《ささい》なことでも注意深く聴く必要があります。いろいろと生活の様子を事細かに聴いてみると、側弯症の原因となる習慣や癖が話のなかにたくさん見つかります

図 4-7　生活習慣を聴く

※代表的な4例（実際はもっとさまざまな習慣があります）

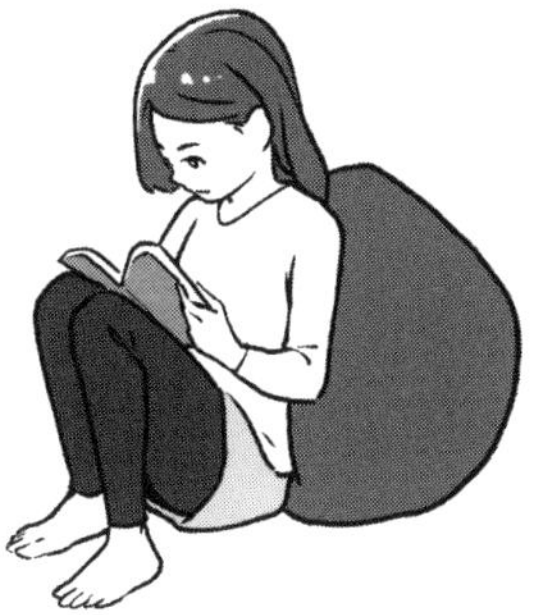

「体育座り」での本読み

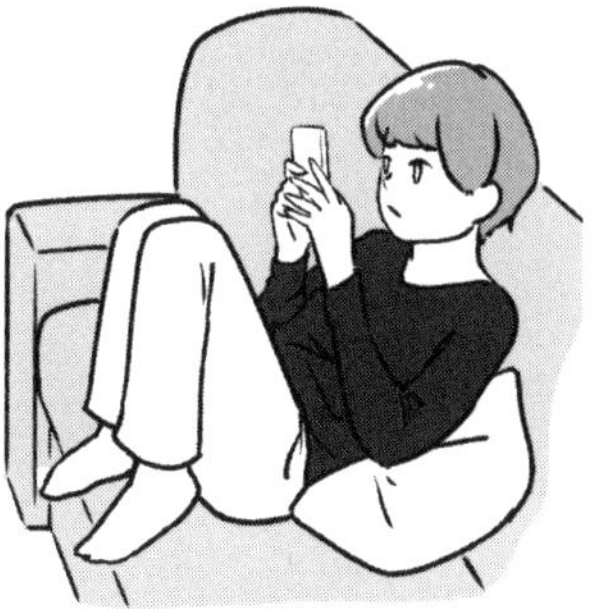

「ソファーにもたれて」
スマートフォンに見入る

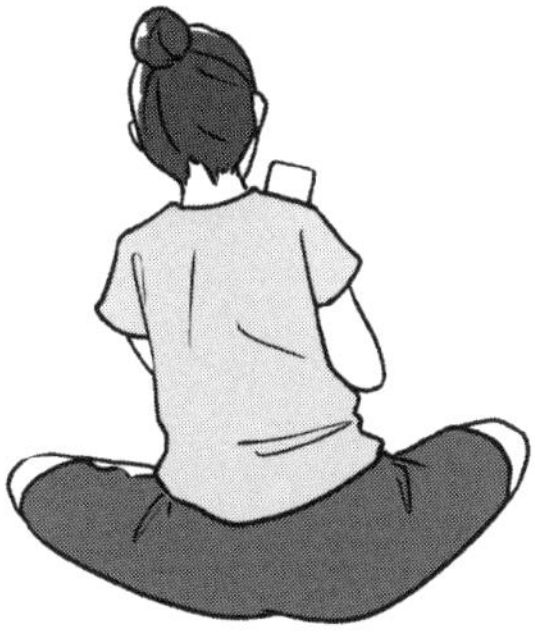

「あぐら」でスマートフォンに
見入る

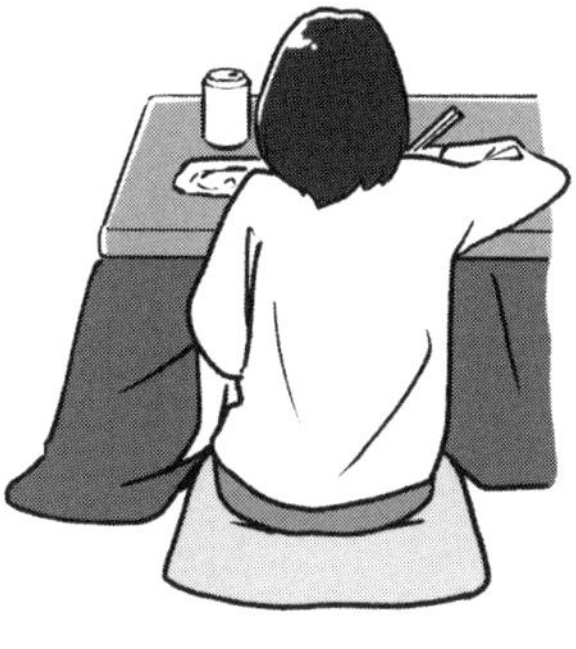

「片腕のみ」を使った食事

（図4－7）。ですので当然ながら、医療者と患者さんご本人・ご家族との会話はとても大切です。

会話によっては、「**今まで**の生活習慣（**過去**の状況）」を聴けば、側弯症の原因がわかるかというだけではありません。治療開始後の再診時に「**今**の生活習慣（**現在**の状況）」を聴けば、患者さんであるお子さんの未来、つまり「側弯症が進行するのか、改善していくのか」が予測できる、その意味でも大切なものとなります。

例えば、「体育座りをしなくなり、座る姿勢に気をつけるようになった」「よく歩くようになった」「肩掛けのカバンからリュックサックに替えた」「頬づえや首を片側に傾ける癖がなくなった」……等々、側弯症の原因と考えられた生活習慣があらためられていることを、本人やご家族の会話から確認できれば、側弯症は改善に向かうだろうと予測できます。逆に、残念ながら原因と考えられた生活習慣があらためられない例もあります。その場合は、原因や治療方針がわかっても、改善は難しいと言わざるを得ません。

生活習慣病として皆さんがよく知っておられる病気に「糖尿病」があります。「食」や運動不足が原因で起こる生活習慣病です。糖尿病は、日常生活での「食べすぎ」や運動不足の習慣をあらためなければ悪化していき、あらためれば治っていきます。糖尿病は「食や運動不足」、特発性側弯症は「姿勢や癖」と原因はまったく違いますが、日常生活の「習慣」で起こる生活習慣病という意味では同じなのです。どちらも、原因となる習慣をあらためられれば改善し治ります。

また、幼いお子さんの側弯症の場合は、本人はまだ自分で気をつけることができませんから、そのお子さんの身近な大人（両親や祖父母、保育・教育関係者など）が生活習慣に対する意識を変えられなければ、習慣はあらたまりません。

先にも述べたように、今の時代、まわりの大人たちが子や孫の姿勢や所作をほとんど気にしなくなりました。また、ご両親だけでなく、おじいさんやおばあさんまでもが正しく座る「正座」や、歩くことをしなくなっています。身近な大人たちに正しく座ったり歩く習慣がなければ、当然、親の背中を見て育つ子どもたちも真似はしません。

医療者と側弯症のお子さん・ご家族との会話をとおして「側弯症を治す」にはどうすればいいのか、ともに考えていただき、側弯症を治すために今までの問題のある生活習慣を、本気になってあらためてもらえるようにする――これが私たち医療者側の思いであり、責務です。問診は、医療者と側弯症のお子さんとそのご家族が「側弯症を治す」という思い（意識）を共有するための大切な時間といえるでしょう。

問診では、患者さん側の皆さんも「日常生活での注意事項」などで、わからないことは私たち医療者に大いに質問をしてください。病気を治すのは、当事者まかせや医療者まかせではなく、両者がともに原因を探し、一丸となって生活上の問題点を考え、一緒になって治すことが何よりも大切です。

POINT

患者さんとご家族との問診（会話）は、側弯症の原因を発見できる貴重な時間。側弯症を治す思い（意識）を共有するかけがえのない大切な時間である。

4-8

〈側弯症の検査④〉部分も全身も全体で診る。過去・現在・未来も通して診る

従来の整形外科の主な疾患は、交通事故やケガなどの外傷疾患です。骨折・脱臼《だっきゅう》・捻挫《ねんざ》、筋肉や腱の断裂などの急性疾患は一瞬に起こります。例えば、転倒やスポーツなどによる骨折は「大きな力」が「一瞬（短時間）」に「単発（1回）」加えられることで起こります。こうした疾患は誰でもすぐに原因がわかります。レントゲン検査も、問題となる部分を撮影すれば、現在の状況が画像で判断できます。治療も当然、火急を要する手術や注射など外科的処置が中心になります。

ところが骨や関節が変形する疾患、側弯症や変形性膝関節症などの慢性疾患といわれる病気は、私たちが気づかないなかで、ゆっくり徐々に悪化していきます。**背骨が変形する側弯症は、「小さな力」が「長時間・長期間」に「連発（何度も繰り返す）」することによって起こります。**つまり、私たちが日常生活のなかで気づかずに毎日、無意識に自動的に行ってい

る行為である「習慣や癖」によって発症します。まさに「塵《ちり》も積もれば山となる」の諺《ことわざ》のように。

背骨をゆがめる側弯症の発生源（原因）も、体育座りやあぐらなどの座り方や俯せ寝の習慣、片噛みや頬づえの癖、歩行不足、同じ動作を繰り返す競技スポーツなど多岐にわたりますが、これらに共通するのは、長期にわたり繰り返し行われたということです。レントゲンやＭＲＩ検査の画像で変形が確認できたとしても、ほとんどの場合は背骨自体に原因があるわけではありません。側弯症の場合は骨折と違い、体の他の所から背骨にかかる力、二次的な小さな力によって起こっているために、画像だけでは原因がわからないのです。

科学技術が著しく進歩し、私たちはコンピューター上の美しい鮮明な静止画像を見ると、なにかすべてが解《わか》ったような錯覚を起こしてしまいます。例えば、動物のゾウとリスの全体の姿を画面上で見る場合は、体の大きなゾウは縮小したものを、小さなリスは拡大したものを見ているため両方とも同じ大きさで示されます。また、ゾウもリスも動きをともなう動物ですが、その動きのなかの一瞬の断片の一方向をとらえた静止画像を見ています。しかし、実際にゾウやリスを間近で見て、直接手にふれ、自分の五感で感じた「実像」と、画像を見て頭のなかで描いていたイメージとは、体の大きさや硬さ、動きの速さやしぐさなど、まったく違います。食べ物や生息環境もまったく違います。画像を見て「解った」と思い込んでいたものは、単に姿形がわかったにすぎません。

同じように、医療検査機器の画像もとても鮮明になり、体内（背骨の形）まで見られるようになりました。そのため視覚的に側弯のレントゲン画像を目の前に見せられると、私たちは「すべてが解った。なぞが解《と》けた」という錯覚に陥ります。確かに、側弯症の現状の背骨の形が静止画像化され、誰が見ても判《わか》るという意味では臨床上とても重要なことです。

しかし、この側弯のレントゲン画像はあくまでも体の姿勢や動きのなかの「一瞬の断片」、それも一方向から見た「結果」にすぎません。画像によって側弯症であると確認（判定）できただけのことです。医療とは本来、その画像の結果（確定診断）から「どうしてこのような背骨の変形になっているのか」を考え、その原因を探求するためにさまざまな検査を行うのです。そのさまざまな検査をとおして、患者さんの側弯の原因を見つけ、治療が開始されるのです。今までの側弯症専門医の先生方が行っていたレントゲン検査は単に現時点の「結果」を見ていただけに留まっています。本当の意味での側弯症の原因を見つける検査は、いまだほとんどなされていないのが実情です。

私たちは生きて動いて生活をしている動物です。背骨の形は生活の暮らしのなかで刻々と変化し続けています。静止画像だけでは、側弯症であるという結果はわかっても、実像と原因は見えてきません。一見古臭く見える従来の検査、触診や問診、視診、聴診などの医療本来の検査をとおして、はじめて本当の側弯症の実像と原因が見えてくるのです。

ところが、いつの間にか医療の世界では、一人の患者さんを診察する場合、検査の機械化が進み、目の前の患者さんの状態を知りえる大切な触診や問診、視診、聴診などの基本検査が軽んじられてしまっています。また、病院での診療は、いつしか内科・外科・精神科の大枠でなく、どんどん細分化され、一つの体でありながら臓器ごと関節ごとに診るようになりました。そして現代では問題の起こっているその「一部分だけ」を診る傾向が強くなっています。本来は、患者さんの全体像を診るなかでの専門性でないといけないのに、一部分だけを診る「○○専門医」がもてはやされる時代になりました。しかし、特発性側弯症の場合は、生活習慣から起こる全身のゆがみです。「背骨の部分」と「からだ全体」、そして「患者さんの生活習慣、社会背景、環境」まで多角的にかつ包括的に全体的に診ないと、その実像と原因は見えてこないのです（他の病気も同じですが）。

もう一つ大切なのは、側弯症は「時間の積み重ね」で起こる病気ですから「時間軸」で病

図 4-8　側弯症の検査

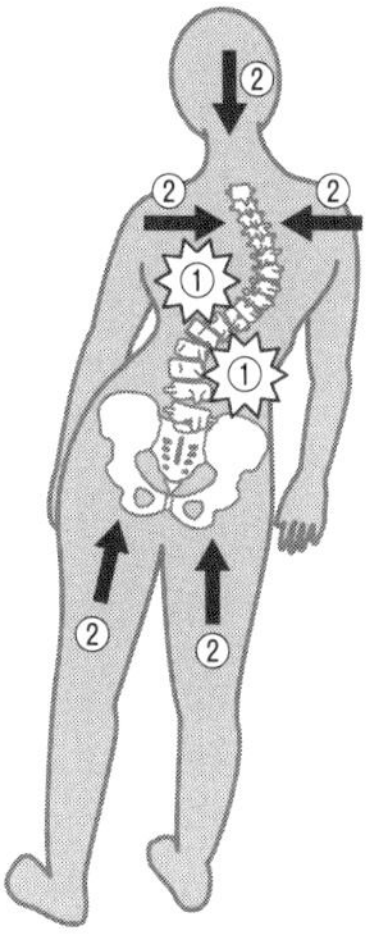

小さな力×長時間×繰り返し→変形

↓

過去と現在を探る

繰り返し

↓

背骨は姿勢・運動・癖に「順応」する

①背骨をくわしく検査
②他の箇所からの影響を診る
③日常の姿勢・運動・癖を診る

部分と全体、過去と現在
さまざまな角度から診た検査をとおして、
はじめて
側弯症の原因がわかる

気を考えることです。側弯症の「背骨の形」の変化をとらえるには時間軸「過去⇔現在⇔未来」という視点をもつ必要があります。まず過去の生活習慣を顧みることで、現在の側弯の形がわかります。次に現在の生活習慣を一つひとつ確認することで、未来の背骨の弯曲が予測できます。一人ひとり背骨のゆがみ方が違う側弯症の原因を見つけるためには、そして改善して治すためには、こうした時間の流れを考慮し、過去と現在、さらに「未来」にまでわたって背骨の変化を診る視点が欠かせません（図４-８）。一回一回のレントゲン検査の結果に一喜一憂するのではなく、現在の検査結果から「今後、私は側弯症を治すために何をなすべきか」を考えるきっかけにしてください。背骨のゆがみは、半年や一年ではすぐには治りませんが、コツコツと地道に努力を積み重ねることで改善し治っていくことを忘れないでください。

以上のように「背骨の部分だけにとらわれずに全身そして生活環境を診る」、そして「今だけにとらわれずに過去も未来もとおして診る」。この2点は側弯症の検査と治療をするうえで、医療従事者も、患者さん本人もご家族も忘れてはならない視点です。このように側弯症を検査し治すためには多方面から背骨のゆがみを診る視点が必要です。

これは、なにも側弯症の検査・治療に限ったことではありません。今の時代は何ごとに対しても「今だけ」の「良い結果」を求められます。そのために、その場しのぎの対策がとられがちです。側弯であれば、背骨をまっすぐにする審美的な目的で固定手術が行われます。それは短絡的な「結果」重視のものともいえます。本来、病気の治療や子どもの保育や教育に関することは、今だけの「結果」だけでなく、もっと広い視野と多角的な視点が欠かせないはずです。そして「今までどうだったのか」と過去を顧みて、これからのこの子の将来を熟慮した対処が何よりも大切です。

最後にもう一つ、ネット社会になり、画像をとおして、いつでも誰とでもつながる世界になりました。しかし、先ほどのゾウとリスのように単なる「わかる」だけの関係しかつくれません。本当に相手を深く理解し共感するには、一見古臭いですが、相手を身近で見て語りあい、握手やハグなどで触れあい、五感をとおしてヒトはお互いに共感しあえるのです。子どもたちに関わる保育・教育・医療などすべての大人が立つべき視座であり、社会全体でそのような思いを共有すべきだと私は痛感しています。

POINT

側弯症の検査は、部分から全身、生活環境まで診る、そして時間軸で診る広い視野と多角的な視点が欠かせない。画像検査だけでは、側弯症の本当の実像も原因もわからない。

治療症例4　側弯症を治すために一番大切なことは「原因を見つける」こと

ここまで述べてきたように、側弯症の原因は悪い生活習慣や癖といった、普段は気づかないような「小さな力」の繰り返しにあります。そのため、医療者もよほど注意深く患者さんを診察しないと（本人やご家族から生活の様子を聴きださないと）、原因を見落としてしまいます。日々の生活での「背骨をゆがめる」原因を取り除かずにいて、いくら治療だけをしても効果はありません。

小学生の側弯症の患者さんは、発症してからの時間があまり経っていないため、成人の側弯症の患者さんと比べると、まだ筋肉も関節も硬くなっていません。本来なら治りやすいはずですが、そう簡単にいきません。なぜでしょうか。日頃の悪い姿勢や生活習慣が原因で側弯になることをこちらが一生懸命に説明しても、本人にはピンときていないのです。「家でこの姿勢はやめようね」と約束しても、後日、ご家族に日常生活の様子を写真撮影してきてもらうと守られていないことがよくあります。小さいお子さんの側弯症を治す場合は、どうしてもご家族の協力が必要といえます。

治療症例４（Ｈさん）

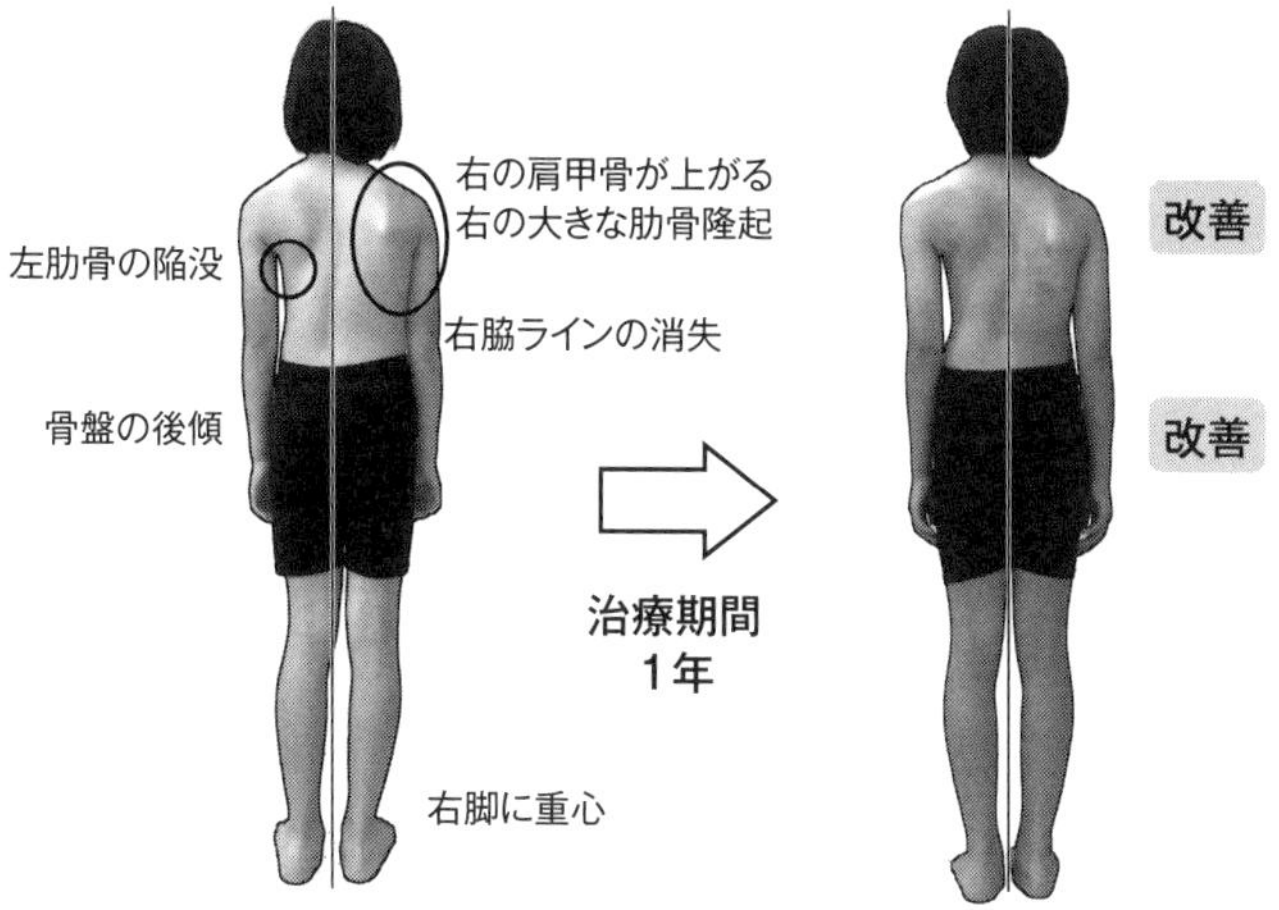

初診時
※11歳2カ月

治療経過時（治療中）
※12歳2カ月

　写真の小学生・Ｈさんは、右の肋骨隆起が異常に大きな猫背姿勢のお子さんでした。学校の集団検診で見つかりました。

　週末に少年野球をしていたとのことだったので、実際に投げる動作、打つ動作をしてもらいました。すると投球動作の際、右肋骨隆起を強める癖があることを見つけ、修正してもらいました。また、実際に治療室の椅子に座って、机で紙に文字を書いてもらったところ、その勉強中の姿勢にも肋骨隆起をつくる癖があったため、修正してもらいました。

　また、Ｈさん本人とご家族に生活の様子をお聴きしたところ、「床に座るときは（背骨を全体に丸くする）体育座りや投げ座りをしている」「椅子に座るときは、よく右脚を立てて座っている（骨盤を傾け捻る）」「ベッドでは横向きの姿勢で寝ている」とのことでした。これらの生活習慣や癖は、Hさんの背骨のゆがみ（側弯）を強める原因なのでやめるように伝えました。そして、代わりに正しい姿勢を指導しました。

最初の頃、本人は姿勢を直すことにあまり乗り気ではなかったのですが、ご家族の「絶対にこの子の側弯を治す」という強い決意のおかげで治療が継続できています。また、自宅での座り姿勢などを正してもらい、時間があれば親子で一緒に歩いてもらうようにもしました。ご家族の生活場面での尽力のおかげで、約1年経過して大きな肋骨隆起が小さくなり順調に側弯が改善しています（写真・右）。このまま今の調子で正しい姿勢と歩行を頑張って続ければ、きれいな背骨になることは確実です。

このように小さなお子さんの側弯症は改善しやすいのですが、往々にして本人に「今までの生活習慣や癖をあらためる」気持ちが乏しいために、効果が出にくい面があります。ご家族がお子さんと一緒になって「正しい姿勢」と「歩行」を習慣化することが、側弯を改善し治す一番の近道です。

第５章

特発性側弯症の治し方

「汝《なんじ》の隣人を愛せよ」「慈悲《じひ》」などという言葉は、皆さんもよく知っておられると思います。戦争のない世界で、皆が穏やかに安心して暮らせるための最良の方法ともいえる言葉です。先人たちが苦難の経験をとおして、私たちの幸せを願って伝承されてきた大切な教えの言葉の一つです。しかし、知識として言葉は知っていても、「なぜなのか」ということを深く考えて理解しないと、腹に深く落ちず心に刻印されることはありません。当然、みずからの行動にもつながっていきません。

特発性側彎症の予防や治療も同じです。**「なぜ側彎は起こるのか」という根本を深く考え理解しないと、心のなかに刻印されることはありません。我が事としてしっかりと刻み込まなければ、改善させる行動へとつながりません。**しかも**側彎症を治すには時間の積み重ねが必要です。**

これまで述べてきたように、側彎症の治療法は決して難しいものではありません。筋肉や関節などの動きの治療に関しては専門知識を必要としますが、生活習慣を変えることに関しては、とてもシンプルなものです。しかしながら、私たちがいったん身についた「習慣」は、日常生活のなかで自分自身が意識しない限り変えられないという性質があります。知識としていくら知っていても、「これにはどういう意味があるのか」と深く考え理解して、心に刻印されないと、「問題のある習慣」は変えられないのです。側弯症を治すのに、ハウツーもののような「魔法の解決策」はありません。

どうか本書で「なぜ側弯になるのか」を深く理解していただき、側弯症を治すための習慣と治療を地道にコツコツと継続してください。頑張った暁《あかつき》には、必ず嬉しい結果が待っています。

これらを踏まえて、最後の第5章で側弯症の治し方についてさらに詳しく見ていきましょう。

5-1

移動運動と側弯症

ハイハイや歩行などの「移動運動」から側弯症の「発症時期」を分類すると、側弯症の原因がよりはっきりして、予防と治療の対策も理解できると思います。

側弯症になりやすい時期は、大きく分けて3つあります。最初は、3歳以下の**乳幼児期**です。次は、側弯症が最も発症しやすい**学童期から思春期**です。最後は、**中高年以降に起こる高齢期**の側弯症です。

表5-1を見てください。まず**乳幼児期の側弯症の場合は、ハイハイや高這《たかば》い運動が十分になされず**、骨や筋肉の発達が未成熟の段階で立って歩いたことにより、背骨が弯曲した側弯症です。ただ、乳幼児期にハイハイ運動が不足して背骨の側弯が起こっても、その次の時期の移動運動である「歩行・かけっこ」が十分に行われれば、背骨の左右対称形はつくられていくため、側弯症は自然に治ります（自然治癒《しぜんちゆ》）。しかし、ここで装具をつけて十分な移

表5-1　移動運動と側弯症の関係

移動運動 ＼ 年齢期	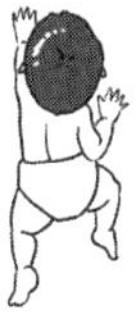 ハイハイ・高這い	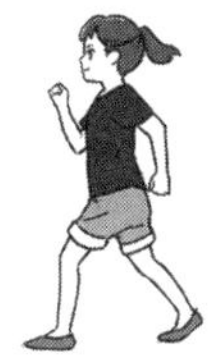 歩行・かけっこ	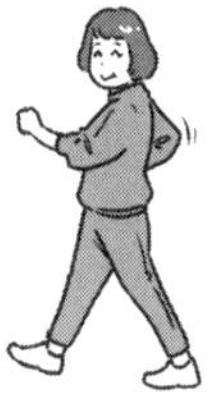 歩行	転帰（治療経過・結果）
乳幼児期（3歳以下）	不足＋早期歩行	○	―	自然治癒
学童～思春期	○	不足＋不良姿勢	―	側弯症
中高年～高齢期	○	○	不足＋不良姿勢	側弯症

※○印…移動運動が十分にされている状態

動運動や活発な運動がなされないと、さらに進行します。

　最も発症数が多い学童期から思春期の側弯症の場合は、**学校生活や習い事などで歩行時間の減少と悪い姿勢で座る時間の増加にともなって発症**したものです（乳幼児期のハイハイや就学前のいろいろな遊びをとおしての多様な動き、歩行やかけっこで、一度はきれいな左右対称形の背骨がつくられたものの、生活習慣によって変化しました）。これは「腰椎の前弯の消失」とともに背骨の非対称形の曲がりが起こるためです。この悪い生活習慣が続くと、側弯症が進行して重症化していきます。

　事実、この時期に発症する側弯症の多くは、学校以外にも学習塾で夜遅くまで勉強していたり、ピアノや絵画などの習い事で**長時間座る姿勢を強いられている子どもたち**です。また、塾等への移動手段も自転車や車での送り迎えで、**極端に歩行時間が少ない子どもたち**ということがわかっています。このことは、側弯症のお子さんの特徴である「大人しくて華奢な（筋肉量の少ない）女の子」女の子＝座っている時間が長くて、歩行・運動量が少ない（筋肉量の少ない）女の子」とも一致します。一般的に男の子の場合は、体を動かすことを好み、活動的でじーっと座っていることが少ないため、側弯症になりにくいともいえます。

中高年〜高齢期の側弯症も基本的に同じです。乳幼児期のハイハイ、学童期以降の歩行や運動時間もなんとか保たれ、背骨の対称形と腰椎の前弯が維持されていたものの、**年とともに体力が衰えて、歩行時間や活動量が減少して座る時間が増してくると、腰が丸くなり（腰椎の前弯の消失）、背骨が横に傾く側弯症や猫背の後弯症**が多く見られるようになります。年老いて、足腰の筋肉が弱ると背骨は曲がりはじめる。まさに自然の摂理です。

人の体を家に見立てていえば、背骨は「柱」、足腰（脚と骨盤）は「基礎の土台」です。柱は基礎の上に立ちます。背骨をしっかりきれいに立たせるには、足腰の安定性が何よりも大切です。そして、この足腰の安定性は「歩行量」に比例して強くなります。

20年前、腰痛もちの50代の女性が来院されました。強い側弯症があったため、「腰痛を治す目的で、できるだけ歩いてください」と指導したところ、次に来院されたときには、かわいいリュックサックを背負って歩いてこられました。それから約20年、毎日、早朝に一時間近く歩かれ、外出時の移動も車でなくて歩く生活をされています。今ではすっかり腰痛もなくなり、側弯症の特徴である肋骨隆起と腰部隆起も誰が見てもわからなくなるほどになっておられます。その患者さんからは、「何歳になっても、ヒトの背骨の形は変わり続ける」ことを教えていただきました。

POINT

「ハイハイ」や「歩行」は、左右均等に筋肉や骨が育まれ、そして「背骨を左右対称に美しく形づくる」ための大切な移動運動である。

5-2 側弯症を治す第一歩は「歩く」こと

側弯症のお子さんたちに共通することは、日常生活のなかでほとんど「歩いていない」ことです。さらに「歩行」検査をすると、左右均等のリズミカルな歩行ではなくて、ぎこちない歩き方です。詳細にチェックすると左右の腕の振り方、脚の出し方なども違います。

ひと昔前の小・中学生たちは、片道30分以上も歩いて通学をしていた子が多くいました。しかし現代では移動手段がバスや自転車になり、片道30分以上歩いて通学している小・中学生はほとんど見かけません。

側弯症を治すためにまずしなければならないことは、「歩く」ことです。私たちの背骨は発育・成長の過程で、また進化の過程で「直立二足歩行」によってヒトらしい左右対称の背骨の形をつくりました。

時々、80歳を過ぎていても背骨がピーンと立った美しい姿勢の高齢者の方々がいらっしゃ

図 5-2-1　生理歩行の基本姿勢

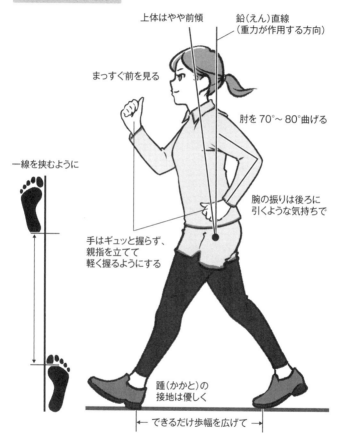

出典：『『歩行』と『脳』』吉田勧持 著（エンタプライズ）を参考に作成

いますが、その方たちの共通点は毎日よく歩いておられることです。私の臨床経験上も、側弯症がかなり進行している方でさえ、当院で指導する歩行（図5‐2‐1）を毎日されると、ほぼ全例で側弯症の進行が止まり、背骨のゆがみが改善しています。

歩くだけで、姿勢が良くなるのです。これには理由があります。第2章・図2‐4‐2でお伝えしたように、背骨には椎間板というクッションの役割をしている部分があり、椎間板のなかには髄核《ずいかく》という玉があります。歩くと背骨に前後・左右・回転および上下の微妙な揺れが起こり、この微妙な揺れが、玉（随核）を中心へ中心へと寄せる力になります。背骨の中心にこの玉があることで左右対称になり、背骨が整いきれいになっていくのです。このように、**ヒトは直立二足歩行をすることによって、背骨の形を絶えず自己修復するようにできています。**歩くと自然に姿勢が良くなるのは、このためです。同時に、背骨のゆがみ（側弯）も自己修復して改善されていきます。

このように、背骨のゆがみを自己修復するにはまず「歩く」ことが必要ですが、じつはその時の「歩き方」がとても大切だということを忘れてはなりません。まずは荷物（カバン）とその持ち方です。結論を先にいいますと、リュックサックを背負ってください。ショルダーバッグのようなカバンで片側の肩に荷物をかけてしまうと、かけた側の肩が上がり、かけ

図 5-2-2　歩行時の腕の振り方（左右の非対称）

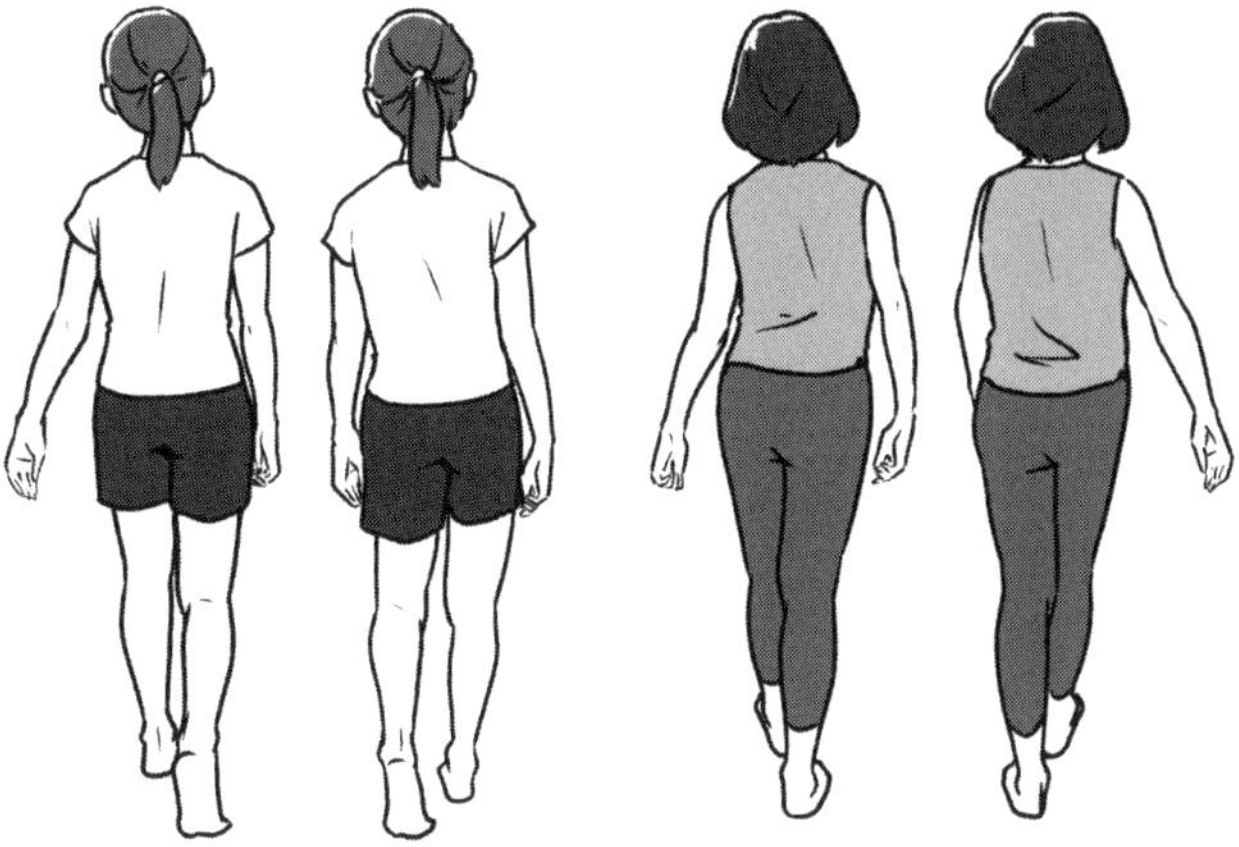

左腕が外に出るパターン　　右腕が外に出るパターン

た側に頭が傾きます。習慣で長年同じ側の肩にカバンをかけていると、肩の高さの左右差、顎のズレを引き起こすだけでなく、背骨もゆがめます。歩行は背骨を左右対称にする運動ですが、片側の肩にカバンをかけていると腕の振り方の左右差が大きくなり、逆に背骨をゆがめることになります。**腕の振り方は、背骨のゆがみを解消させる大切な運動**ですので、歩くときは必ず両手には何も持たず、肘を軽く曲げ左右対称にしっかり腕を振ることが大切です。

当院に来られた側弯症の患者さんには歩行検査をしています。図５-２-２のように、側弯症の患者さんは必ず特徴的な歩き方（とくに非対称な腕の振り方と脚の出し方）をされます。腕の振り方としては、肋骨が出ている側の腕を外に振られます。腕の振り方は背骨を整える大切な運動となりますから、正しい左右対称の振り方を心がけてください。もし荷物を持つ場合は、リュックサックを背負ってください。両肩に同じ圧力をかけると背骨を整える力が働きます。また、**脚の出し方も、足先が両側ともまっすぐ前を向く**ように心がけてください。

バドミントンやテニス、卓球など、偏った動きをするスポーツがありますが、プロのテニス選手は左右の腕の長さに差が生じています。このような競技スポーツをされているお子さんにも側弯症は多く、同じ方向への運動の繰り返しが背骨をゆがめる原因となっていることは明らかです。昔は練習の最後に「軽めのジョギング」が必ず行われていました。これは、先ほどの「歩行」と同じ働きがあり、一方向への練習で体がゆがんでしまっても、最後に「軽めの走り＝速い歩行」をすることで背骨を整えていたのです。競技スポーツを毎日頑張っているお子さんは、練習の最後に背骨を整える「軽めのジョギング」を必ずメニューに加えるようにしてください。これだけでも、側弯症の予防になります。

第2章・図2－2－3で示したように、サルでも直立二足歩行をすれば、ヒトらしい背骨になります。今日から自転車や車を控え、猿回しのサルに負けないようにしっかり歩きましよう。

POINT

肘を曲げて腕をしっかり振って歩けば、背骨をまっすぐに整える力が働く。

5-3 側弯化する生活スタイル

側弯症にならないために、なぜ私たちは正しい座り方をする必要があるのでしょうか。

ヒトは誕生後、室内を歩くまでに約1年から1年半の時間を要します。その後、3歳頃になってやっと長い距離をベビーカーに頼らず外を歩けるようになります。七転び八起き、何百回も転倒して泣きながら立って、やっと大人のように歩けるようになるのです。また、3歳ぐらいからは、放っておくと飽きることなく動きまわって、大人が一緒になって動きまわった日には、あっという間にヘトヘトになってしまうほどです。**立って歩く、**そして、広々した**外遊びで活発に動きまわる、この多様な動きのなかでヒトらしい背骨の弯曲（生理的S字弯曲）がつくられます。**

しかし、せっかく長年かけてつくった背骨の生理的S字弯曲は、座り方を間違えることで簡単に壊されていきます。背骨には、姿勢バランスを保つためにすぐれた柔軟性と順応性があります。その**柔軟性と順応性があるがゆえに悪い姿勢をすれば、それに似合った背骨の弯曲をつくってしまう**のです。

昔の大人たちは子どもが悪い姿勢で座っていると、「なんという姿勢で座っているんだ。腰を丸くするな。腰をしっかり立てなさい。背筋を伸ばしなさい」と厳しく指導していたものです。

では「腰を丸くするな」「腰をしっかり立てる」とは、いったいどういう意味でしょうか？

ヒトの背骨の生理的S字弯曲を形づくる発育・成長過程でも、進化の過程でも最後に獲得したのが「腰椎の前弯」です。**「腰を丸くするな」「腰をしっかり立てる」とは、ヒトらしい姿形をつくる「腰椎の前弯」をしっかりと維持しなさい**ということに他なりません。背骨のS字弯曲を完成させる過程で最初に獲得する「頸椎の前弯」は、赤ちゃんの首すわり以降、寝返り、腹這《はらば》い、ハイハイ、立つ、歩く、走るなど、「頸椎の前弯」をつくる動作である「頭を上げる」ことが日常生活のなかで無意識に繰り返し行われています。そのため、「頸椎の前弯」は獲得した後、失われることなくほぼ維持できます。ところが最後に獲得した「腰椎の前弯」は、立って歩くことによって維持されます。座る姿勢で「腰椎の前弯」を維持し

図 5-3-1　背骨の側弯化

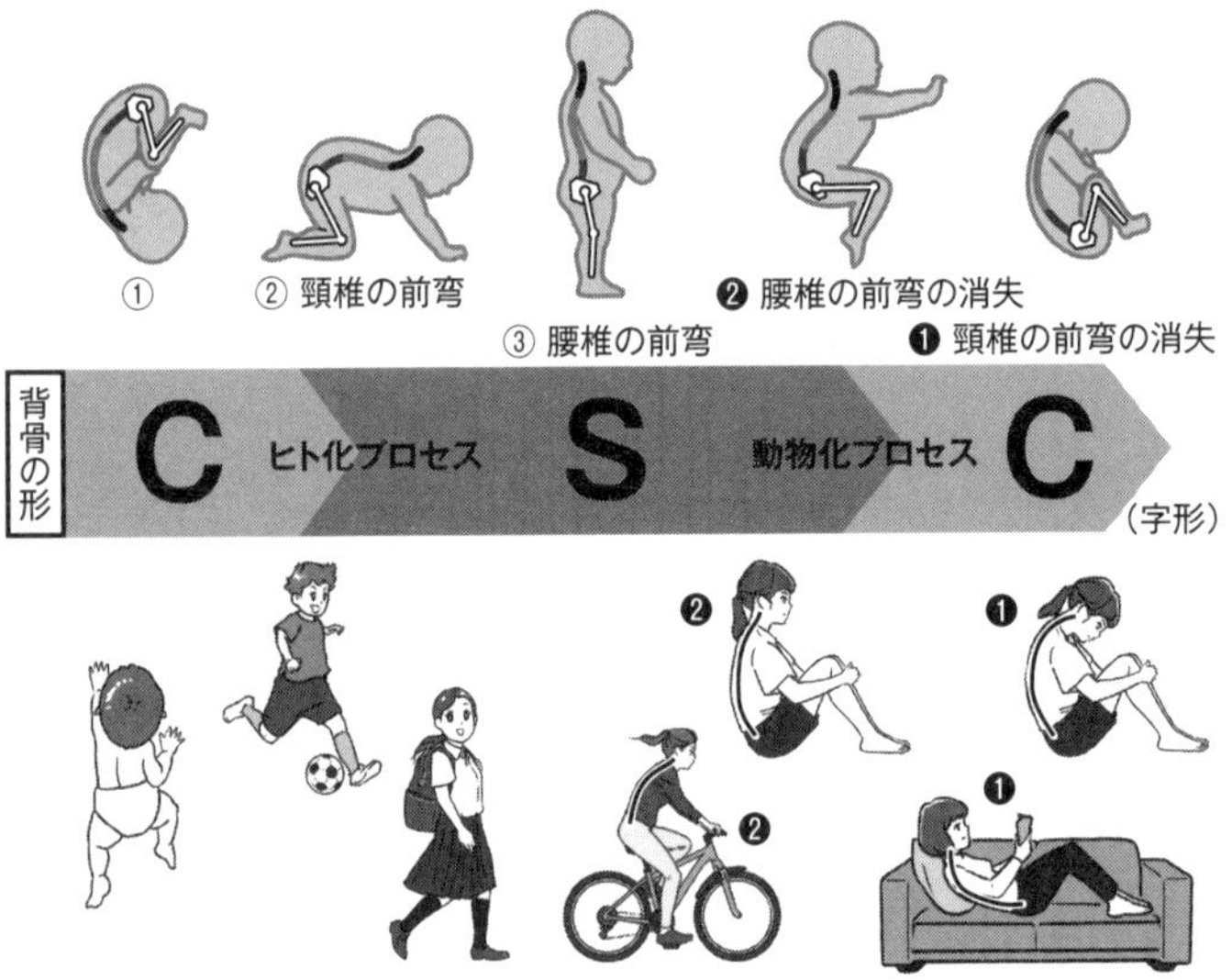

出典：『『歩行』と『脳』』吉田勧持 著（エンタプライズ）を参考に作成

ようとすれば、「腰を丸くするな」「腰をしっかり立てる」しかないのです。

しかし残念ながら、昨今の子どもたちの生活のなかで習慣となっている座る姿勢は「腰椎の前弯」を消失させる、腰を丸くする力が働くものがほとんどです。とくに気の抜けた楽な姿勢は、極端に腰を丸くします。背骨全体を丸くする姿勢も「腰椎の前弯」を消失させます。

では次に、子どもたちが置かれている社会状況を見てみましょう。図5－3－1は、第2章・図2－2－2「背骨の弯曲の変化」を、姿勢と

図 5-3-2　自転車での座り方

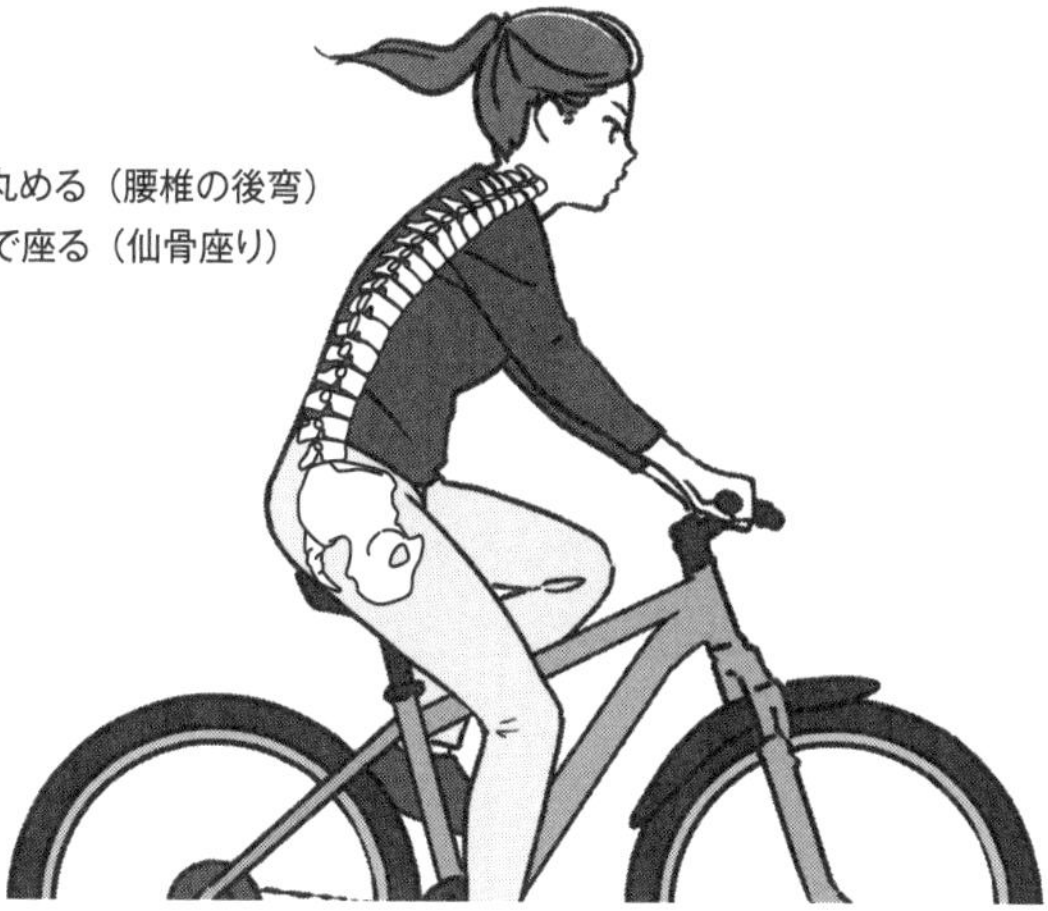
・腰を丸める（腰椎の後弯）
・仙骨で座る（仙骨座り）

背骨の変化から見た「背骨の側弯化」に変えたものです。まず、①から③は背骨の生理的S字弯曲がつくられる「ヒト化プロセス」です。①はお母さんのお腹のなかの胎児で、**魚類と同じく頸椎も腰椎も後弯**しています。②はハイハイ運動期で**四足動物と同じ形**です。「**頸椎の前弯**」と「**腰椎の後弯**」が見られます。③は直立二足歩行を獲得した**ヒト**です。**頸椎も腰椎も前弯**しています。

その先の❷と❶は、子どもたちが日常生活のなかでよくする座り姿勢で「動物化プロセス」です。❷は、ちょうど②のハイハイ運動期（**四足動物**）の「**頸椎の前弯**」と「**腰椎の後弯**」の図を約60°回転させた姿勢です。するとこの姿勢は、なんと体育座りや自転車に乗っている姿勢と同じになります（図5－3－2）。また、座面の前の部分が高い椅子、ソファーや車の座席、学習椅子などの背もたれに寄りかかって座っているときの「腰椎の後弯」姿勢とも似ています（図5－3－3）。

❶は、ちょうど①の胎児（魚類）の頸椎も腰椎も後弯している図を約180°回転させた姿勢です。この姿勢は、まさに体育座りで顔を下に向けている姿形そのものですし、ソファーや壁にもたれて首を前に曲げている（頸椎の後弯）スマートフォンを見る姿勢とも同じです。

図 5-3-3
後ろに傾く椅子での座り方

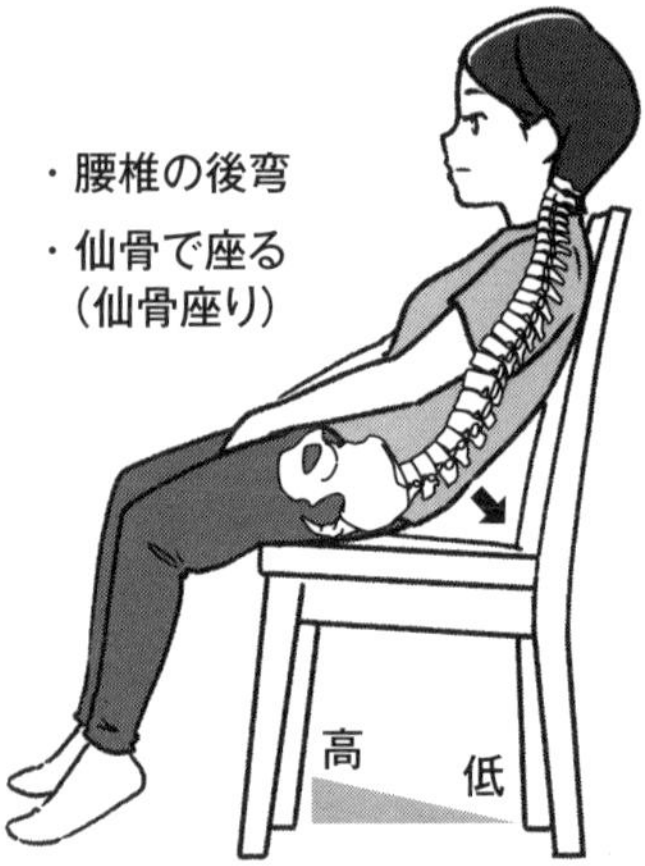

学童期から塾や習い事で長時間座り続け、移動は「腰椎の後弯」を強いる自転車や車、歩く時間は極端に少ない。これではヒト本来の「腰椎の前弯」は失われ、私たちは知らず知らずのうちに側弯症になる日常生活を送っていることが、この図から読み取れるかと思います。そしてゲーム社会やスマートフォン依存社会（子どもたちでさえ、インターネットを見ない日はないでしょう）となったため、

四六時中、首を前に曲げ続けているのです。

子どもたちは「腰椎の前弯」を失うだけでなく、恐ろしいことに「頸椎の前弯」までをも失いかねません。頸椎も腰椎も後弯した魚類の背骨の形になってしまいます。そうしたら陸地を長く歩けない、長く立っていられない子どもになります。そんな恐ろしい光景が当たり前の時代がすぐそこにあるような危機感を私は感じています。

POINT

現代の生活環境は、姿勢を意識しなければ側弯症をつくりだす。子どもたちは背骨がぐにゃっとなる環境に日々さらされている。

5-4

〈側弯症を治す①〉立ち姿勢・座り姿勢を正す

第1章でもふれた『改訂版（第1版）知っておきたい脊柱側弯症』のQ&Aで、次のようなことが書かれています。

Q．姿勢に気をつければ側弯症の進行を防いだり、治したりすることができますか？

A．一般的に姿勢を気をつけることは大切ですが、姿勢を正すことでは真の側弯症の進行を防ぐことはできません。

これはとんでもない間違いです。

また、同書の「2．脊柱側弯症はどのような原因で起こるのか」のなかの静力学的側弯の説明で、「立った姿勢では、ケガや病気で関節の動きの制限や脱臼があると左右のあしの長さの違いから、骨盤に傾きが起こり体のバランスをとるため側弯をきたす」という趣旨のことが書かれています。そして、「長期間にわたってあしの長さの違いが続くと、構築性側弯症に移行します」とも明記されています。

しかし、私たちの日常生活で背骨の土台の骨盤を傾かせる原因は、なにも左右の脚の長さの差だけではありません。例えば、立った姿勢でも、肩や腰を極端に左右に移動させる（重心の移動）だけでも、骨盤が傾き背骨の側弯は起こります（240ページ・図5－4－3・右）。立った姿勢だけではなく、椅子や床に座っているときも、夜間寝ているときも姿勢によっては骨盤が傾きます。具体的には、椅子に座る姿勢であれば、脚を組んだり片脚を立てたりするなどで、床であればあぐらを組んだり片方の膝を立てるなど、骨盤を傾かせ背骨に側弯が起こる姿勢はたくさんあります。日常生活のなかで、これらの姿勢が習慣化されて長期間にわたって続くと、やはり構築性側弯症へと移行します。

私たちが人の立ち居振る舞いを目にして「美しい品のある姿勢だなあ」と感じるのは、どんな姿勢や所作のときでしょう？　頭のてっぺんから足もとまでが、まるで「天から地球の中心まで上下に貫いている線に一致」している姿勢ではないでしょうか。バレエやスキーの経験者なら、「センター」という言葉に聞き覚えがあるかもしれません。武道や芸事の経験者なら「中心線」と思うかもしれません。野球やゴルフの経験者なら「軸」や「体軸」と呼ぶこともあります。

古来、「中心線」などは霊妙不可思議《れいみょうふかしぎ》な存在で、「あるけれどもない、ないけれどもある」という得体の知れないものと言われてきました。センターや中心線、体軸というのは「体の重心線」、つまり、地球の「重力線」と一致します。また、私たちの体の構造は、顎関《がくかん》節《せつ》や骨盤の仙腸関節をはじめ背骨など、地球の重力線をとらえて姿勢バランスを保つようなしくみになっています。だから最も美しい姿形とは「体の重心線と地球の重力線が一致」した形といえます。もし私たちが姿勢を「意識」するならば、重力の源、すなわち天から地球の中心まで届く重力線に体軸（重心線）を一致させることが最も望ましいということになるでしょう（図5-4-1・左）。

また、重力線と体軸（重心線）が一致した立ち方は、筋肉の力を最小限にしか使わない「骨で立つ」立ち方です。重力線から体軸が離れれば離れるほど、筋肉の力が必要になってきます。重力線から離れた「筋肉で立つ」状態になると、疲れやすく、いつも筋肉を硬く緊張させた姿勢でいることになります。つまり、**悪い姿勢ほど疲れやすい**のです。

では、姿勢のチェックポイントをお伝えしましょう。まず、基本は立った姿勢で見ていくようにしてください。次に、座った姿勢（正座）でもチェックしてみるとよいでしょう。

図 5-4-1　重力線と重心線：姿勢のチェックポイント

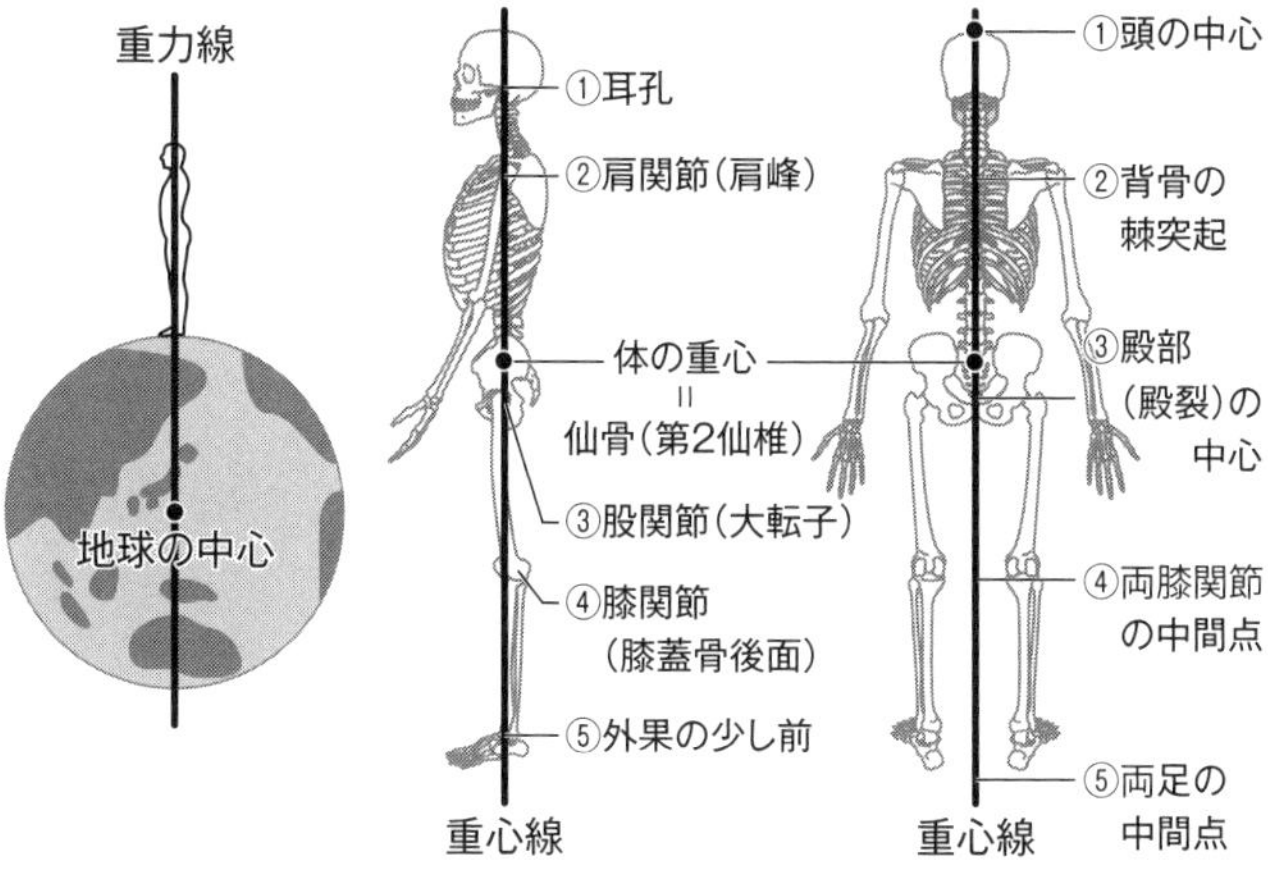

まず「美しい品のある立ち姿勢」を横から見たときのチェック箇所です（図５－４－１・真ん中）。

①耳孔《じこう》（耳の穴）＝頭の中心

②肩関節（肩峰《けんぽう》）

③股関節（大転子《だいてんし》＝骨の突出したところ）

④膝関節前部（膝蓋骨《しつがいこつ》後面）

⑤外果《がいか》（くるぶし）の少し前

これらが一直線上にあれば問題ありません。５つの箇所を辿ったまっすぐのラインが先ほど述べた体の重心線であり、地球の重力線と一致しているはずです。

なお、椅子に座る姿勢でチェックする場合は、④⑤を除いて①〜③を見ていきます。立っていても座っていても仙骨（骨盤）を立てる、腰を立てる（腰椎の前弯）ことが大切になります。

次は、後ろから見たときの立ち姿勢のチェック箇所です（図5－4－1・右）。

①頭の中心
②背骨の棘突起《きょくとっき》
③殿部《でんぶ》（殿裂）の中心
④両膝関節の中間点
⑤両足の中間点

横から見たときと同様に、一直線上になっているかどうかをチェックしてください。

椅子に座る姿勢でも①～⑤を見ます。

次に、自宅の畳や床に座ったときの姿勢でよく見かけるものをチェックしましょう。座り方には、正座、割座《わりざ》、横座り（正座からお尻を左右どちらかに落とす）、あぐら、体育座り、長座《ちょうざ》（脚をまっすぐ伸ばして座る）、座椅子や壁にもたれて座る、肘かけやクッションなどを横に置いて寄りかかって座る……等々、さまざまあります。

結論から先にいえば、「正座」以外の座り方は程度の差こそあれ、すべて問題があります。その理由は、正座や割座以外は「骨盤を後ろに倒し、背中や腰を丸くさせる」か「骨盤を傾け、背骨を左右にゆがめる」からです。割座は、仮に重心線が一致していても、将来的には股関節の問題（変形性股関節症など）を引き起こす座り方なので、やはり良いとはいえません。

図 5-4-2　正しく座れる

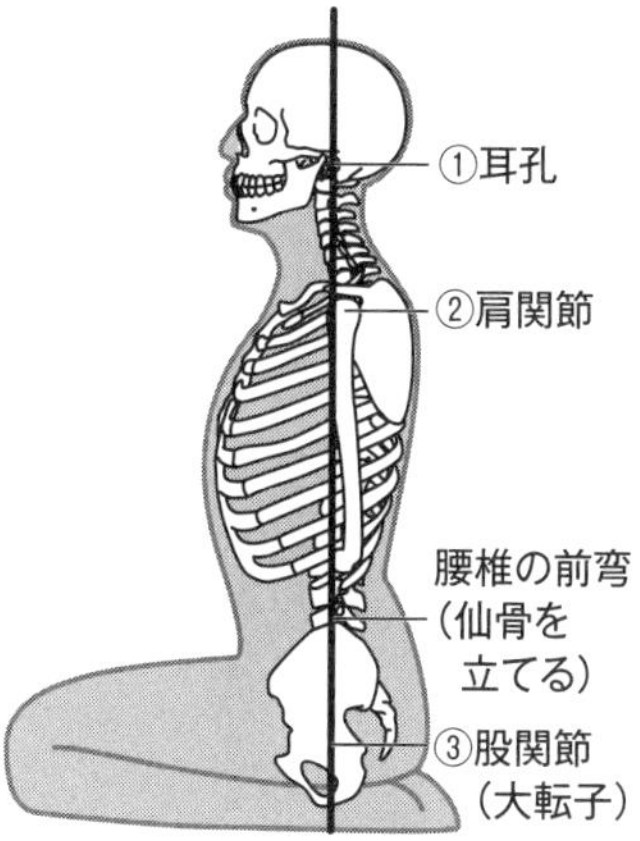

最近では、**保育園から高校にいたるまで「背骨をピシッ」とする正座はしばしば体罰とみなされ**、子どもたちが正座をすることがなくなりました。逆に**「背骨をぐにゃ」っとさせて側弯にする「体育座り」が推奨されています**。家庭においても正座をすることはなくなり、腰を丸くした「背骨がぐにゃ」の楽な座り方で子どもたちが過ごすようになりました。確かに「背骨

図 5-4-3　立ち姿勢・座り姿勢と骨盤や背骨との関係

左右の足（脚）の位置や姿形の違いで、骨盤や背骨の形が変わる。

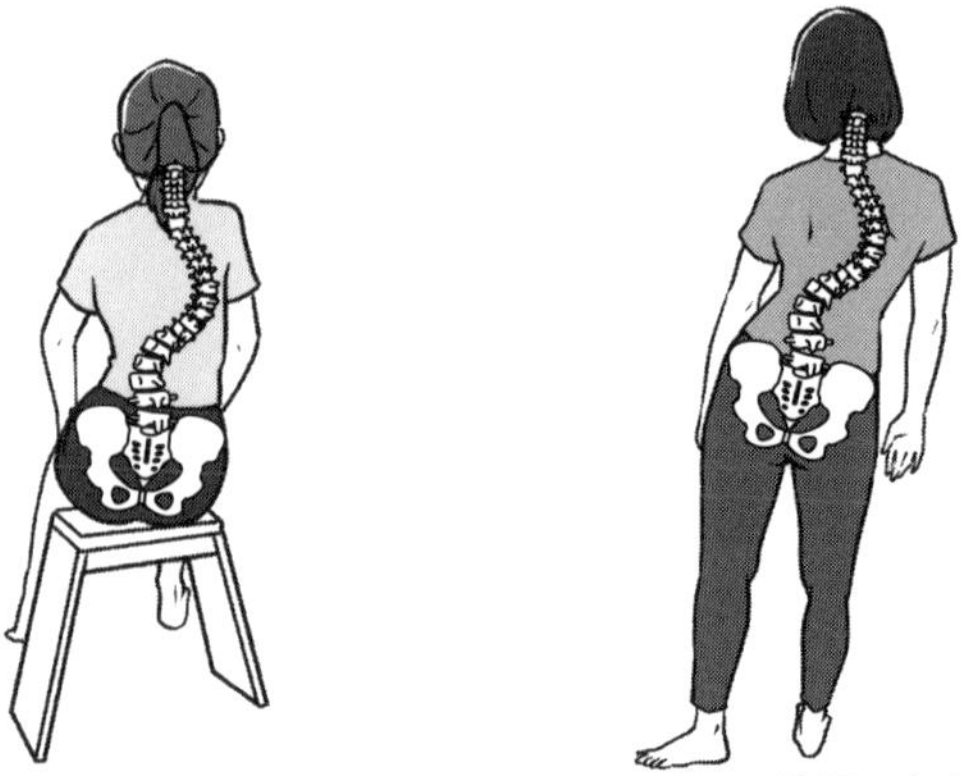

足の位置、膝や股関節の開き方・曲げ方・高さ等、左右の形の違い

足の向きや位置の左右差、脚の重心のかけ方の違い

をピシッ」とする正座を長時間続けることは、慣れないと難しいですが、時々は脚をくずし、再び頑張って「正座」をするように心がけてください（図5－4－2）。正しく座る「正座」の習慣が、側弯症を改善し、完治へと向かわせます。

続いて、椅子でよく見かける座り姿勢をチェックしましょう。問題のある座り方は、脚を組む、仙骨座り（脚を投げ出して背もたれに寄りかかる）、座面が低いソファーで両脚を横に倒したり、片脚を上げたりする座り方などがあります。これらもすべて、骨盤を後ろに傾けて腰を丸めさせるか、背骨のゆがみを強いる姿勢となります。椅子に座る場合も、左右のわずかな脚の「開き方」「位置」

の違いで、骨盤の傾きが起こり背骨をゆがめます（図5－4－3・左）。椅子に座るときは、床に両足の足裏をしっかりつけ、左右の脚の形を対称形に揃えることが大切です。

最後に、立ち姿勢でよく見かけるものをチェックしましょう。私たち人間は、立っているときは、常に前後左右に重心をわずかに移動させています。図5－4－3・右は、第3章・3－7「足癖は側弯症をつくる」の項でも見た図（姿勢）と同じものになりますが、このように極端に片脚に体重を乗せて立つ癖があると、骨盤が傾き側弯症の原因となります（図の姿勢についての補足ですが、このように右脚に体重がかかる癖があると、右足は扁平足・外反母趾《がいはんぼし》などの変形性疾患をまねきやすくなります。また、足の捻挫や骨折などの回復後、足関節にわずかな運動制限が残るとその反対側の脚に体重をかける癖をつくる場合があります。このように、体重のかけ方の癖と足の疾患は関連しています）。

立っているときは、左右均等に重心の移動をすることを心がけてください。

POINT

背骨の形は背骨自身が決めているわけではなく、立ち姿勢・座り姿勢に大きく影響される。正しく座る「正座」「椅子で脚を揃える」、そして「腰を立てる」習慣が側弯症を治す。

〈側弯症を治す②〉生活習慣をあらためる

50年前の農家のおじいさんやおばあさんには、日本昔話に出てくるような腰が二つ折れになったような方がたくさんおられました。それは田植えや稲刈り、草刈りなどの手作業は極端に腰を曲げてすることが多かったからです。時代とともに機械化が進み腰を曲げてする作業量が大幅に減り、今では腰が二つ折れになった老人をほとんど見かけなくなりました。生活習慣が大きく変わったことにより背骨の形も変化したのです。

一方、子どもたちの生活も時代とともに大きく変わりました。日中、学童期から思春期にかけて最も長時間強いられることは、机に向かって勉強することです。当然、先生が板書された文字をノートに書く時間が増えます。高学年になれば自分で机に向かう時間も増えます。第3章の側弯症の原因のところでも書きましたが、側弯症の子どもたちの多くは文字を書くときの「座り方」と、鉛筆・ペンの「持ち方」が独特です。

例えば右利きの場合、まず鉛筆の持ち方が正しくないと手首の軟らかな動きができないために、右脇を大きく開けた動きになります。また左手は紙やノートに添えられていないためにフラフラ遊んでいます。手と肘の左右の位置が極端に違い、常に背骨のゆがんだ姿勢を強いられることになります。ノートの向きを斜めに傾けて書く癖も多く見られます。

勉強するときの姿勢の注意点として見逃されがちなのは、足もとの位置と形です。ほとんどの場合は、脚が右と左で非対称になっているために、骨盤が傾き背骨をゆがめた姿勢のまま勉強をしているのです（244ページ・図5－5－1・上）。書道の基本は姿勢と所作だといわれます。書道で教えられていることを勉強のときにも意識してみてください。ノートを正面にまっすぐ置いて、勉強中の正しい姿勢と鉛筆の持ち方を身につけることが側弯症を治していく時間になります（245ページ・図5－5－2）。

次に食事中の姿勢を見ていきます。食事中の姿勢を正すことも側弯症を治す大切な時間となります。昔は「姿勢を良くして食べなさい」と言われたと思いますが、今はどうでしょう。

良い姿勢で食べることの大切さはさまざまなことと関連しています。まず、左右の歯に均等に力がかかるとしっかり強く噛むことにつながります。左右均等に強く噛めることで、歯並びや噛み合わせ、顎の発達が良くなり、背骨のバランスも安定します。また強く噛むこと

図 5-5-1　書き方をあらためる

改善前

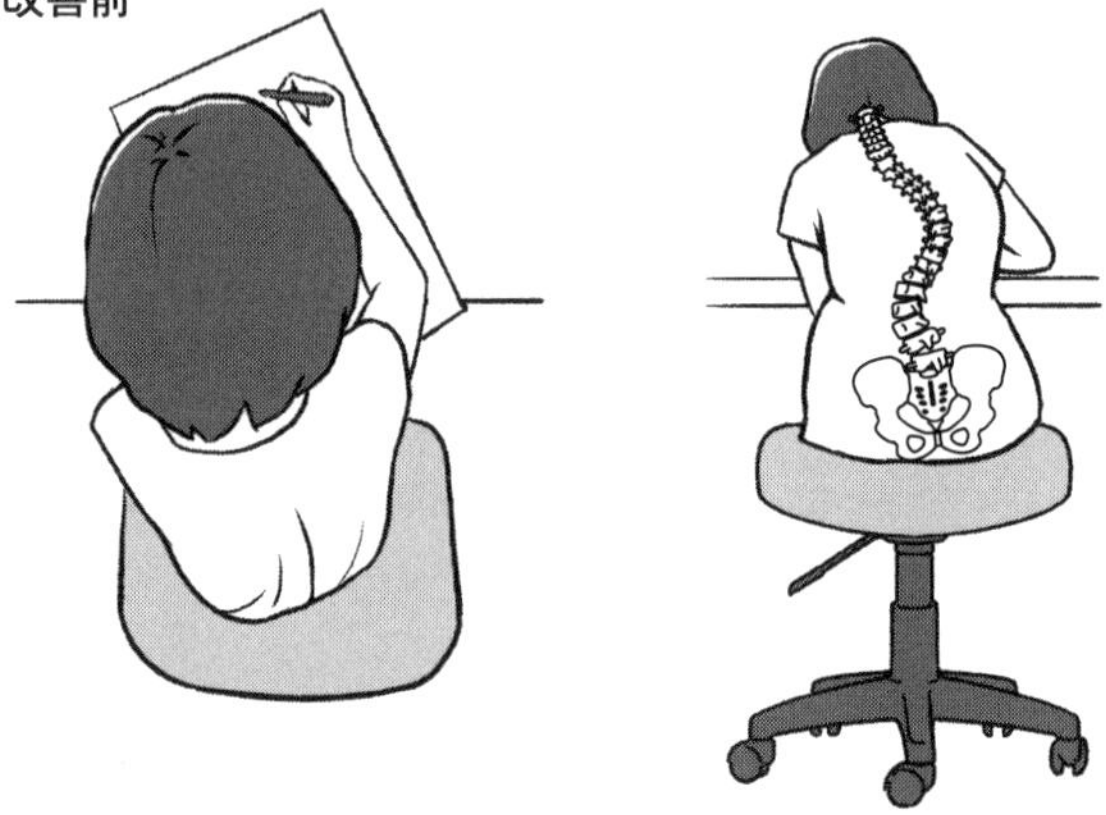

改善後

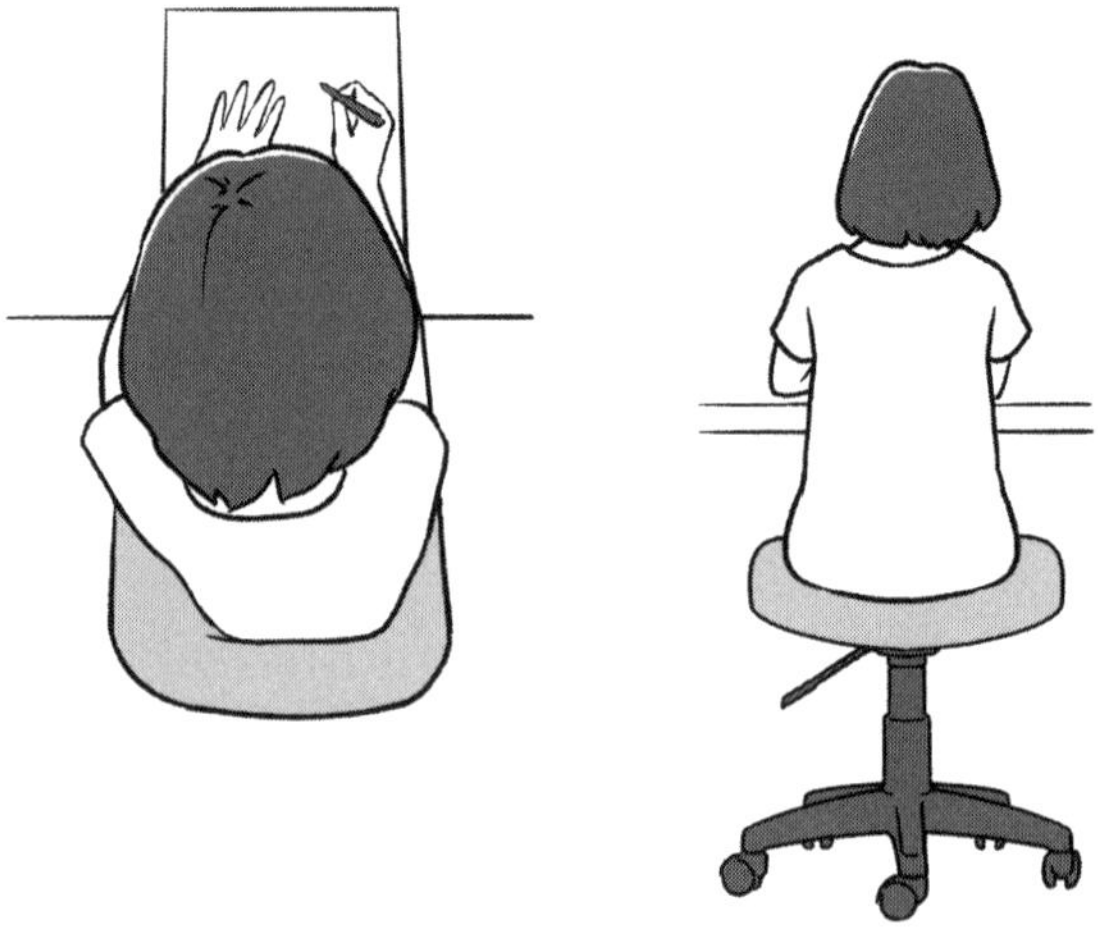

図5-5-2　書く姿勢をあらためる

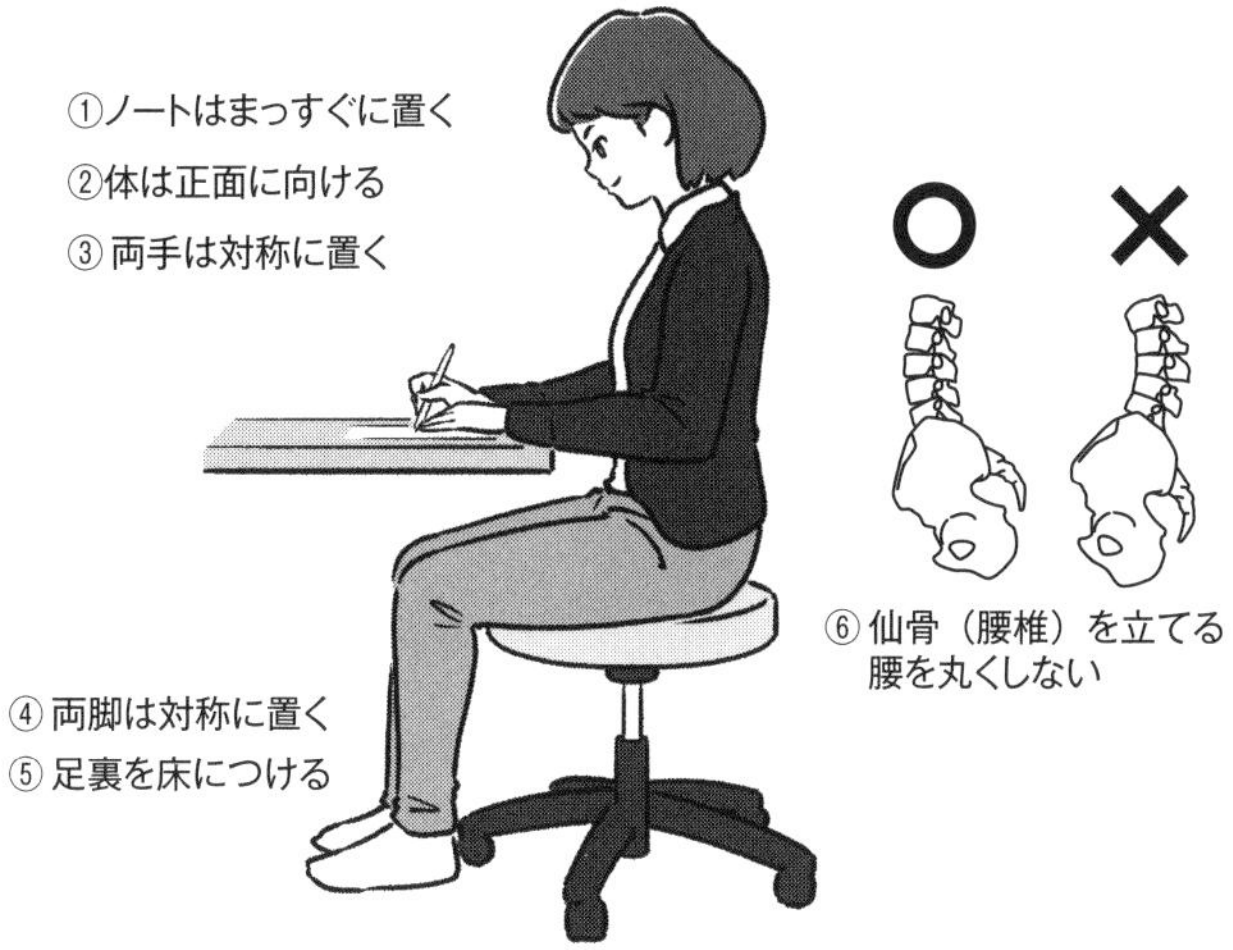
①ノートはまっすぐに置く
②体は正面に向ける
③両手は対称に置く
④両脚は対称に置く
⑤足裏を床につける
○
×
⑥仙骨（腰椎）を立てる
腰を丸くしない

で食べ物を丸呑《まるの》みすることがなくなり、消化や吸収も良くなります。結果として、より多くの栄養を体内に取り入れることができます。そのうえ左右均等に噛むことは脳をバランスよく活性化させます。

最近はワンプレートの食事やハンバーガーなどの軽食化が進み、片手で気軽に食べられるようになりました。和食が少なくなり、お茶碗をしっかり持たずに食べる子どもたちも増えました。しかし両手を使って食べる所作は、背筋を伸ばした美しい姿勢をつくるための習慣です（次ページ・図5－5－3）。お茶碗とお箸《はし》を持って食べる習慣や湯呑《ゆの》みを両手で支えて飲む習慣は、側弯症の予防と改善に寄与する大切な所作です。とくに子どもの場

図 5-5-3　食事のしかたをあらためる

＜背骨をゆがめる食事のしかた＞

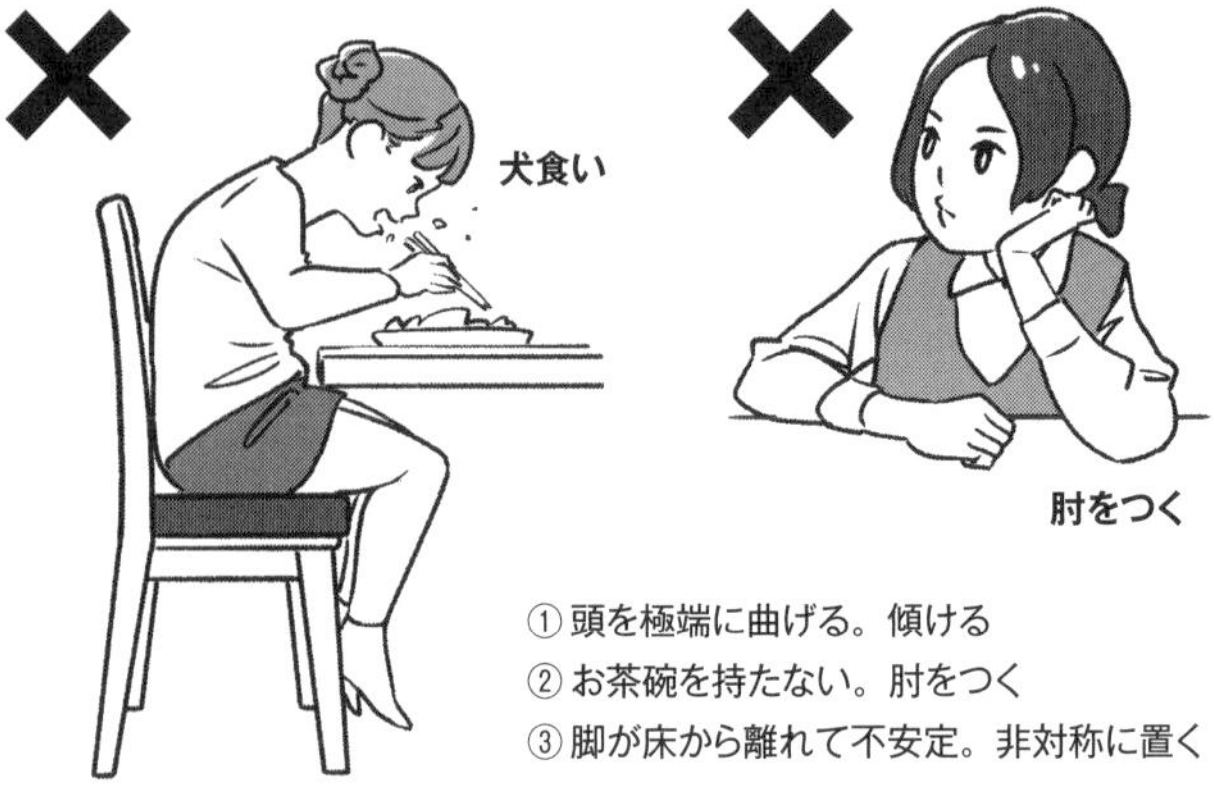

犬食い
肘をつく
① 頭を極端に曲げる。傾ける
② お茶碗を持たない。肘をつく
③ 脚が床から離れて不安定。非対称に置く

＜背骨を整える食事のしかた＞

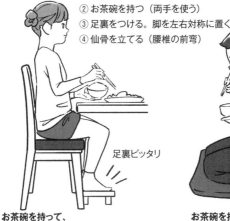

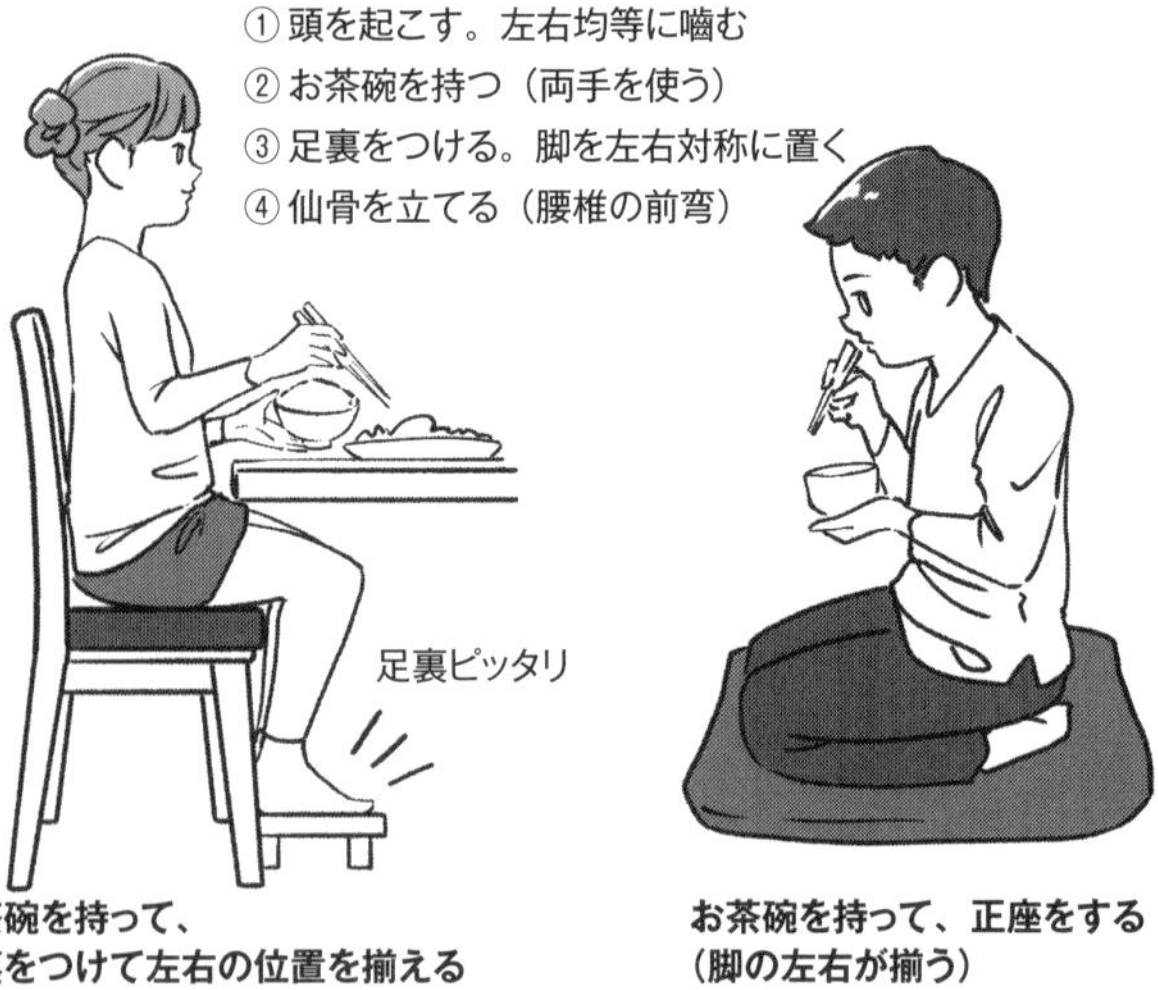

① 頭を起こす。左右均等に噛む
② お茶碗を持つ（両手を使う）
③ 足裏をつける。脚を左右対称に置く
④ 仙骨を立てる（腰椎の前弯）
足裏ピッタリ

お茶碗を持って、
足裏をつけて左右の位置を揃える

お茶碗を持って、正座をする
（脚の左右が揃う）

合は、食事中の姿勢ひとつで背骨のゆがみ、歯並び、顎関節や脳の発育成長にまで大きく影響をおよぼすので注意が必要です。スマートフォンを見ながら食事をするなどは愚の骨頂です。絶対にしないようにしてください。

その他にも、テレビを見たりパソコンを使うときに正面を向いていない（上半身を回転させる）姿勢、肘枕や高枕、クッション等を使って顔を起こし、スマートフォンや足もとのテレビを見る姿勢なども背骨をゆがめる生活習慣といえます。

とくに最近、子どもたちの背骨をゆがめる顕著な原因の一つがスマートフォンやタブレットを見る姿勢であることには、気づいている大人も少なからずおられるかと思います。幼いうちから親のスマートフォンで動画や写真を見る機会が多くなっている現代において、子どもが頭を極端に下向きに落として一生懸命に見入っている姿はよく見かける光景です（次ページ・図5-5-4）。スマートフォンを見るときは、顔の高さの位置までスマートフォンを持ち上げるようにしましょう。たったこれだけのことですが、背骨への影響には雲泥《うんでい》の差があります。

また、日常生活で使う椅子のほとんどに背もたれがついていて、座席が後ろに後傾しているものも多くあります。これらは正しい姿勢を保つためではなく、体にとって「ラクな」構

図 5-5-4
スマートフォン・タブレットを見る姿勢をあらためる

頸椎の前弯（首すわり）を失う姿勢

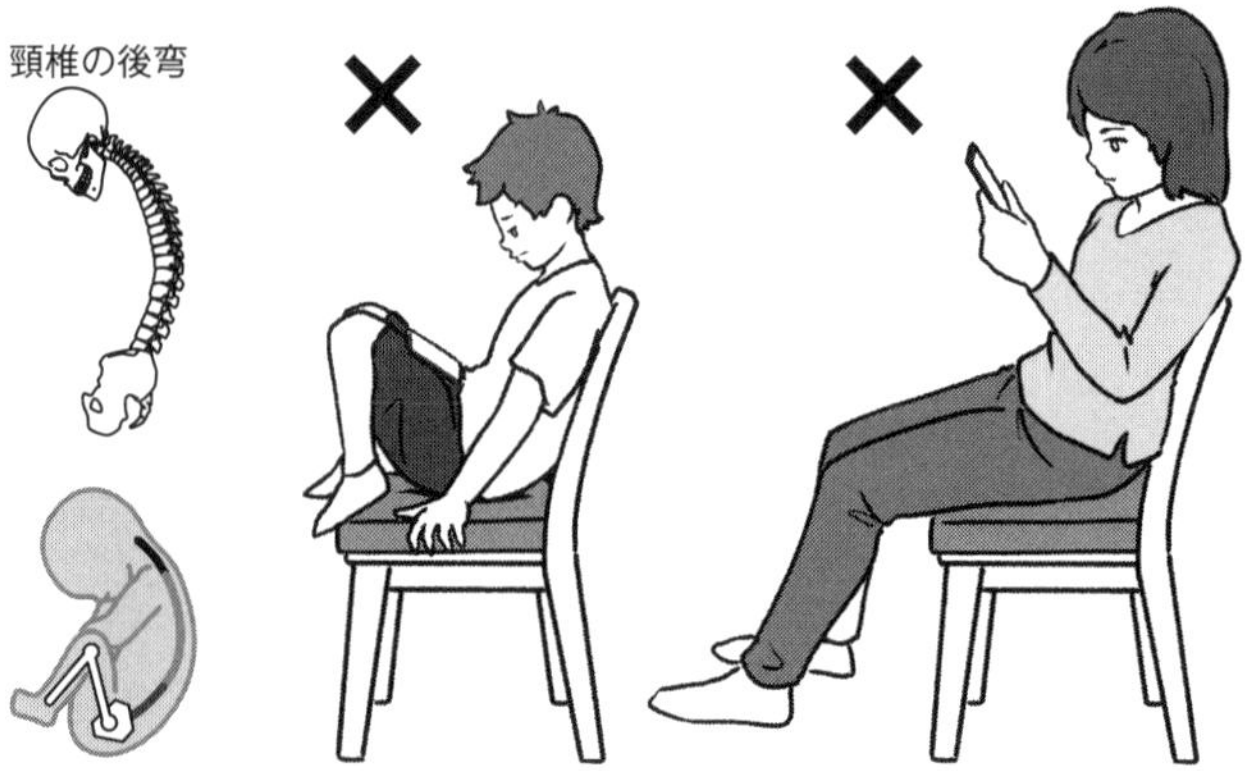

造というだけで、じつは腰椎が後弯しやすいつくりです。後ろに背もたれがあると、それに頼って腰椎が後弯しますから、自分の背骨でバランスをとる能力が退化してしまいます。背もたれのあるラクな椅子を使えば使うほど、正しい姿勢の感覚は失われていきます。これらの椅子は、人が自然に備えているバランス調整能力を引き出す構造にはなっていないことが原因です。

とりわけ側弯症の患者さんは、正しい姿勢を保てるような工夫が必要ですから、椅子選びには慎重になってください。私のお勧めは、座ると体が反応して自然に背筋が伸び、姿勢が良くなる構造となっている構造医学研究財団（一般社団法人）から出されている

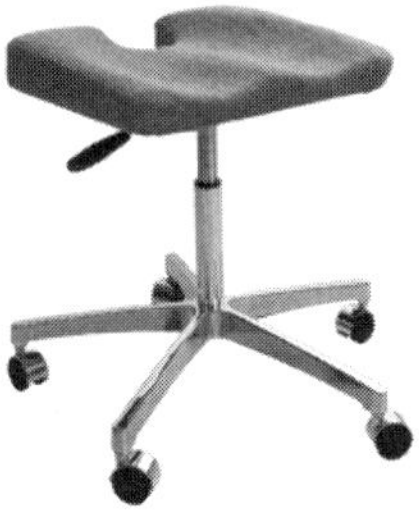

構造医学研究財団の「体圧反応座板」
背骨の発育不全や側弯症の改善・予防を考慮した人間工学の見地から開発された椅子で、尾骨を圧迫することがなく、座ると自然と姿勢が良くなる。

「体圧反応座板」という椅子（写真参照）です。この椅子は、「尾骨を圧迫しないように」という配慮から、尾部をくり抜いた形が特徴的です。

現代は核家族化が進み親戚付き合いが失われ、どんどん集団が小さくなっています。さらにネット社会となり、今や孤食《こしょく》が当たり前、自室での勉強や仕事も増え、どんな姿勢をしていても誰からも注意されない時代になりました。子どもたちは幼少期から結果のみを求められ、心と体の基礎となる姿勢の大切さを教えられることもなく大人になっていくケースが珍しくないのです。日常生活で何が悪い習慣や癖なのかがわからない、そんな時代です。

将来の子どもたちの健康のためにも、一度スマートフォンを手放し、先人たちの厳しい躾《しつけ》の意味を考える必要があるとあらためて思わずにはいられません。

POINT

先人から連綿と伝承されてきた生活における躾には、子どもの将来の健康を願っての深い意味と教えがある。毎日の美しい所作の積み重ねがきれいな背骨をつくる。

5-6

〈側弯症を治す③〉元の動きを取り戻す

普段、私たちは日常生活のなかでいろいろな姿勢をとります。いろいろな姿勢をとれる一つの理由は、背骨の柔軟性にあります。**子どもの健康的な背骨は、その場の環境に合わせて自由に大きく動き、力を抜いて自然体になると左右対称の形に戻ります。**これは左右均等の**「滑らかな関節の動きと柔軟な筋肉の伸び縮み」があるため**です。

私たちは仕事や家事など、生活のさまざまな場面に応じて、一時的に悪い姿勢や偏った動きを強いられることがあります。その悪い姿勢や動きが原因で、背骨がゆがむ**一時的な側弯状態を「機能性側弯」**といいました（第3章・3-4）。

例えば、椅子に座って脚を組み、腰を丸くした姿勢で一カ月間続けてパソコンに向き合っていると、両肩の高さの違いが起こり腰が伸びにくくなります。しかし、自分で肩や腰を伸ばそうと**努力すれば、なんとか元の形に戻すことができる**でしょう。この機能性側弯の状態は、**一時的に関節の動きや筋肉の伸びが悪くなった**だけなのです。歩行や運動、正しい姿勢、整体治療をすれば**短期間に解消**されるはずです。

ただし、ここで注意していただきたいことがあります。よくインターネット上で「側弯症が数回の治療で治った」という治療法の広告を見かけますが、これは、次にあげる「構築性側弯症（一般的に、これが側弯症といわれます）」のケースではそうはいきません。あくまでも、患者さんが一時的な側弯状態の「機能性側弯」であったケースに限られるということです。くれぐれも間違えないようにしてください。

では、本書で述べてきた側弯症（構築性側弯症）の状態をおさらいします。長年の生活習慣の積み重ねにより、**関節の動きが制限され、筋肉の左右の伸び縮みの不均衡が起こっています。**もはや背骨を**自分の力では正しい形に戻すことができません。側弯の形に固定された状態**となっているのです。これが「**構築性側弯症**」でした。そのため、ご両親がいくら「正しい姿勢をしなさい」と口をすっぱくして注意しても、お子さんはもはや姿勢を正すことができません。**強固な関節の動きの制限と筋肉の短縮**を起こしているために、歩行や正しい姿勢を心がけて日々努力すれば、少しずつ解消する方向には向かいますが、長期間かかります。また、どうしても自分の力だけでは動かない背骨の部分に関しては、医療者の手助けも必要となります。
　これと同じような例として、膝関節を骨折したときのギプス固定があげられます。長期間膝を軽く曲げた形にギプス固定を続けていると、骨折が治ってギプス固定が取れ、「さあ、膝関節を伸ばそう」と思っても、固定された形のままで自分自身では動かせません。長期間動かさずに同じ形で固定されていたために、筋肉が短縮してしまい、関節の動きも失われてしまったのです。元の動きを取り戻すためには、最初は医療者の手助け（徒手《としゅ》介助《かいじょ》運動）が必要です。手助けの介助運動をやっていくうちに、少しずつ膝の動きが出はじめて、徐々に自分でも動かせるようになります。自分の力での膝の動きが大きくなるにしたがって、筋肉の短縮も改善され、元の膝関節運動ができるようになっていきます。側弯症の治療もまったく同じです。

図 5-6-1
側弯症の背骨にかかる力
（筋肉・筋膜の伸び縮み）

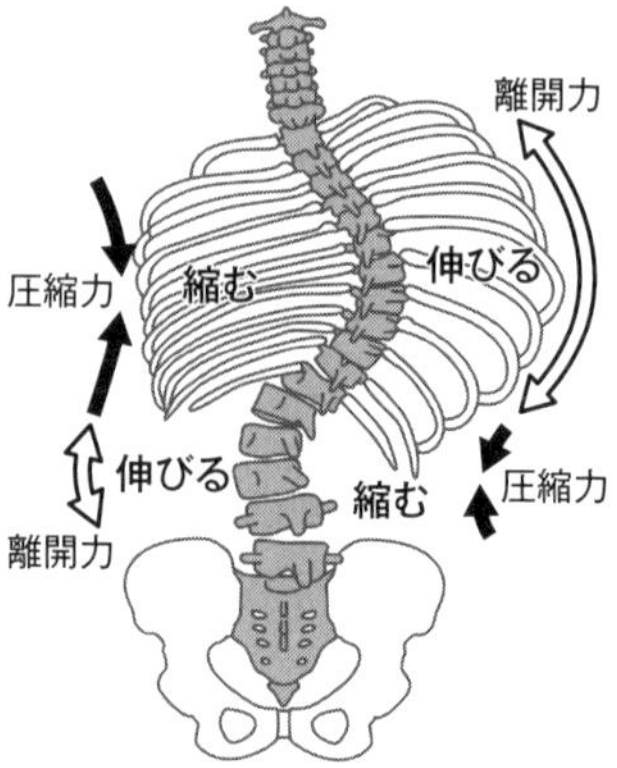

　図５－６－１は側弯症の背骨にかかる力を示したものです。側弯症の場合は、常に左右の一方は圧縮力（押しつぶす力）、もう一方は離開《りかい》

力《りょく》（引き伸ばす力）が働いています。圧縮力のかかる側の背骨の筋肉は短縮していて関節はほとんど動きません。**動きを失った背骨の関節の部分は、柔軟性を失い手で触れると硬くなっています。**背骨全体を動かしてみると柔軟性を失った部分は動かず、逆に動かない部分の上下または反対側の関節がとてもよく動きます。側弯症の背骨は、動きを失った部分（運動制限がかかった部分）の動きを補うために、他の部分が過剰に動くように変化しているのです（代償運動）。**この運動制限と代償運動の非対称ともいえる運動パターンが、側弯をより進行させる方向へと働きます。**これらは背骨の触診と動きの検査でしっかりと確認できます。

図 5-6-2
側弯症の治療（一例）

肋骨隆起の徒手介助運動

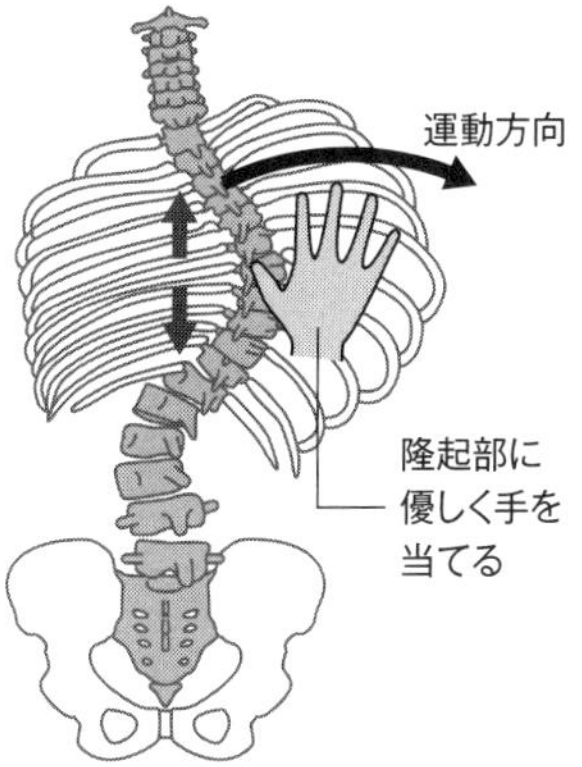

図５－６－２は肋骨隆起の徒手介助運動です。側弯の隆起に優しく手を当て、背骨の動きを介助します。最初はまったく動きません。しかし、時間をかけて根気よく動きを回復させる治療を繰り返し続けていくと、ほんの少しずつ、徐々に背骨の動きが見られるようになります。今まで固まって動かなかった背骨に動きが出てくると、患者さん自身でも背骨を動かせる

ようになります。そうするとさらに動きがスムーズになり、動く範囲も大きくなっていきます。そして、時間はかかりますが、元の柔軟な動きを回復させることが可能になります。最初の頃は、患者さん自身、変形した背骨がまったく動かないので「これはダメだ」と思われるかもしれません。しかし諦めずに根気よく、時間をかけてコツコツと続けるうちに必ず動きが出てきます。

側弯症により隆起した部分について、もう少しくわしく説明していきましょう。肋骨隆起を起こした胸椎と肋骨は、それぞれ柔軟にバラバラに動くわけではなく、一つの塊または部分的な塊として動きます。ですから、側弯症を発症してからの期間が長くなると、肋骨隆起はまるで「亀の甲羅」のように硬くなっていて動きがほとんど見られません（ちなみに、腰部隆起も腰椎と骨盤が一つの塊として動きます）。

それでも治療や歩行、正しい姿勢、さまざまな運動を地道にコツコツと続けていると、一つの塊となっていて動きがなかった隆起部でも、わずかずつ動きが見られるようになるのです。それを根気よく続けていくと、さらに動きが出てきます。それぞれがバラつき、柔軟性を取り戻し、正常な動きへと変化し治っていきます。

ここで一度、背骨の弯曲名と背骨の動きとの関係を整理しておきたいと思います。

正常な背骨：前後左右に背骨が均等、柔軟に動く（関節・筋肉の問題なし）

機能性側弯：一時的な背骨の不均衡、柔軟性の低下があるが小さい（軽度な関節・筋肉の問題がある）

構築性側弯症：持続的な背骨の不均衡、柔軟性の低下が大きい（重度な関節・筋肉の問題がある）

では、実際の側弯症の治り方をイメージしやすいように、ここからは、側弯症を「構築性側弯症」と表記して記載します。前述した内容と重複しますが、そこはご容赦ください。

強固な関節の動きの制限や筋肉の短縮のために、隆起部が一つの塊になって固まって動く構築性側弯症の場合、最初の頃は「立つ・座る・寝る」のどの検査姿勢でも同様の側弯の形が認められます。しかし、根気よく治療を続けていくと、関節の動きの制限と筋肉・筋膜の短縮が改善され、バラついた柔軟な動きができるようになります。今まで固まって動かなかった背骨の動きが出てくると、患者さん自身でも背骨を動かせるようになり、本来の背骨の柔軟性が戻ってきます。その後も自分で美しい姿勢を意識すれば、側弯の見た目はほとんどなくなります。こうして次第に構築性側弯症から機能性側弯に変わり、最終的には左右均等の正常な背骨になります。

私たちはどんなに美しい左右均等な背骨（正常な背骨）であっても、悪い姿勢をとっていると一時的な側弯状態（機能性側弯）になります。この機能性側弯が長く続けば、側弯の形に固まった状態（構築性側弯症）へと進行します。しかし、仮に構築性側弯症になったとしても、しっかり元の背骨の動きを取り戻せば、再び機能性側弯に戻り、さらに努力を続ければ、最終的には美しい左右均等の背骨（正常な背骨）に戻ります。**正常な背骨⇕機能性側弯⇕構築性側弯症**という流れです。悪くなる方向の逆が治る方向となります。

ただし、構築性側弯症があまりにも長期間続くと、同じ方向の圧縮力で背骨（椎骨）がつぶされ、元の形に戻らなくなるケースもあります。だからこそ、我が子が側弯症とわかったら、すぐに対処しないといけないのです。早期発見・早期治療が何よりも大切です。安易な経過観察は危険です。手術しか治療法がなくなり、生涯にわたって取り返しのつかない事態をまねくことにもなりかねません。しかし、そうしたこと以前に最も大切なことは、お子さんたちが側弯症にならない生活環境をつくるということです。そして、それはさほど難しいことではないのです。

側弯症の治療において皆さんが大きな勘違いをされていることについてもふれておきましょう。一般的に背骨の隆起している側の筋肉が硬くなっていると思われがちですが、実際はその逆です。くぼんでいる側の筋肉が短縮してより硬くなっています。隆起している側は一見、筋肉や筋膜がピーンと張っているために、患者さんも「張り感」を訴えられ、筋肉が凝《こ》っている、硬くなっていると思い込んでしまうのですが、そちらは背骨が曲がって過剰に引き伸ばされている側です。そこをほぐそうと揉んだりストレッチしたりは絶対にしないでください。さらに伸ばされたら、側弯がより一層ひどくなり、悪化させてしまいます。これはとくに注意していただきたい点です。

この項の最後に、側弯症の治療を行うにあたって忘れてはいけない大切なことを3点お伝えしておきたいと思います。

一つめは、まず側弯症の検査をしっかりと行って、原因を見つけ、原因に対しての治療をしていくということです。原因を見つけるための検査をしないで治療はありえません。また、多方面から総合的に考えた治療をする必要があります。

二つめは、側弯症は、一人ひとり背骨の曲がり方や曲がる場所が違い、誰一人として同じ病態・原因はないということです。だからこそ、検査は詳細に行って、個々にあった治療が必要になるのです。

三つめは、背骨は体にとって非常に大切な場所ですから、優しく手を触れ、関節の動きの悪い場所や筋肉の短縮の場所を確認しながらの治療が必要です。そして治すためには、丁寧な愛護的治療が何よりも大切です。無理やり背骨を引っ張る（牽引《けんいん》する）こと等は絶対にしないでください。

側弯症を治す治療は、現代医学から忘れられている、患者さんの体に手を触れ（触れあい）、患部に手を当てること（手当て）によって、はじめてなされます。患者さんの実像・側弯となった原因がわからなくては、治す（治療する）ことはできません。側弯症に関していえば、治すのは医療機器やメスではないということです。医学の原点である、人としての優しい目と手、そして患者さんを思う心（おもいやり）があれば、誰でも側弯症を治すことができるのです。

POINT

側弯症の治療の基本は、動きの制限をなくし、左右が同じように動くように徐々にもっていくこと。側弯症は、正常⇕機能性側弯⇕構築性側弯症という相互方向のベクトルで進行し改善もする。

5-7 〈側弯症を治す④〉覚悟と努力が必要

私たち日本人は、食事のときにお箸を使う「習慣」があります。最初、お箸の使い方を練習しはじめた頃は、一生懸命に指先に意識を集中する必要があります。しかし、毎日毎日練習を繰り返していると、お箸の使い方が上手くなっていきます。そのうち会話をしたり、テレビを見たりしながらでも自然に（無意識に・自動的に）お箸を上手く使いこなして食事をするようになります。このように**「習慣」は、日常生活のなかで、無意識に自動的に繰り返される行為**です。

特発性側弯症は「生活習慣病」であると述べてきました。日頃の姿勢や偏った運動パターンが下地《したじ》となって、時間の積み重ねで発症するからです。ならば、側弯症を予防するにも、改善させて治すにも、簡単にいうと「側弯症をまねく生活習慣をあらためればいい」だけです。

ところが、「三つ子の魂百まで」「雀《すずめ》百まで踊り忘れず」という諺があるように、幼い頃から知らず知らずのうちに身につけた悪い習慣や癖はそう簡単には変えることができません。一度身についた習慣はそう簡単に変えることができないのです。例えば、漢字の書き順を間違って覚えて身につけてしまうと、それをあらためて正しい書き順を身につけるには、相当に意識をして書かないとできないものです。ですが、毎日意識して繰り返し練習をしていくうちに、いつの間にか自然と正しい書き順が身について、意識しなくても書けるようになります。

このように私たちが同じ行為を繰り返すことにより、体が自然に（自動的に）覚えるしくみには、脳の働きが大きく関係しています。脳ではニューロンと呼ばれる神経細胞がシナプスを介して情報を伝達します。神経細胞と神経細胞を接続するシナプスは、その人がさまざまなことを経験したり学習したりすることで、それを記憶し、柔軟に変化していきます。**シナプスはよく使われる部分は強化され、使われない部分は淘汰《とうた》されます。**つまり、側弯症を治すためには、今までの刺激（悪い習慣）をやめて、脳に新しい刺激（正しい習慣）を与え続け、自然に身につくまでやりとおすこと。これが何よりも大切です。こうしたことは、側弯症の治療に限らず、糖尿病などの生活習慣病を治すときにも、また勉強やスポーツ、芸

図 5-7　側弯症の治療法の違い

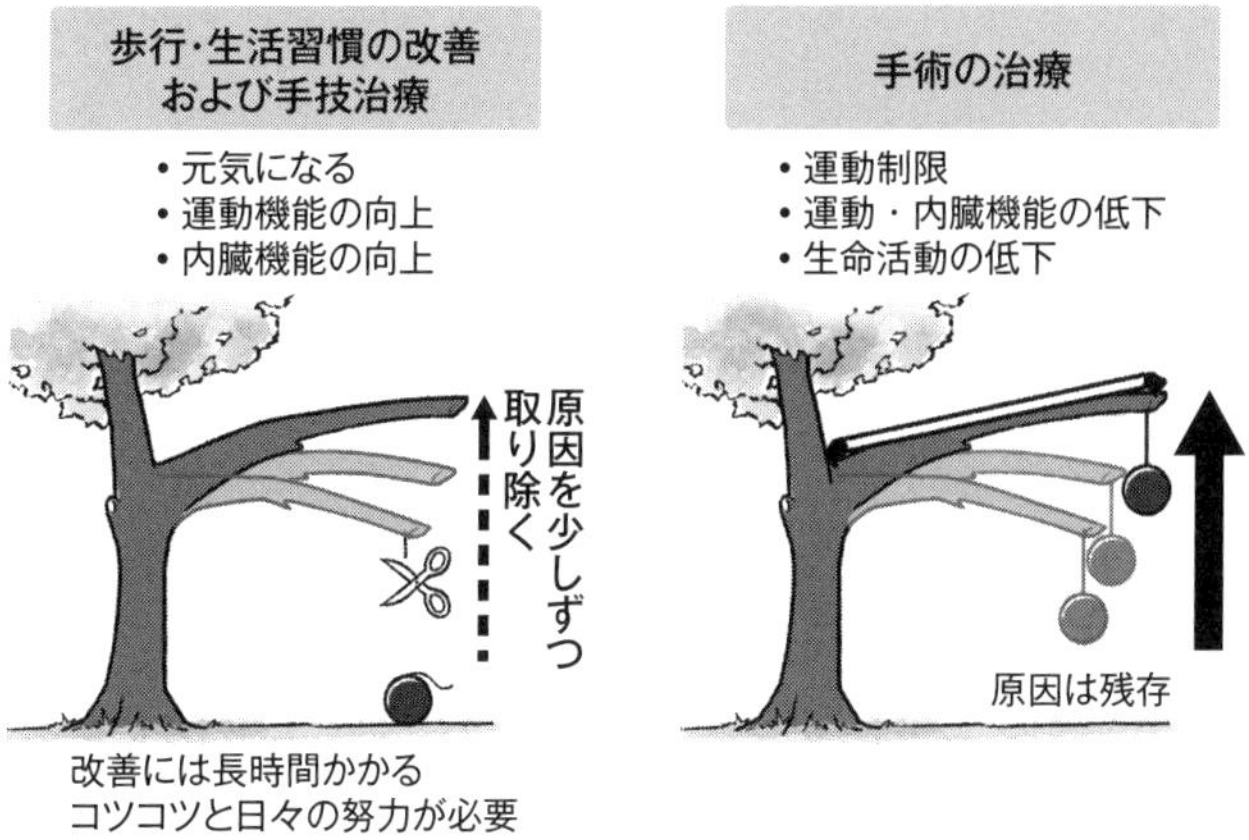

出典：『筋骨格系のキネシオロジー 原著第2版』Donald A. Neumann 原著、嶋田智明・有馬慶美 監訳（医歯薬出版）を参考に作成

術、仕事や家事などを熟達させるときにも、すべてに共通することといえるでしょう。

私たちは生きていくうえで、環境に柔軟に適応するための学習機能を備えています。ですから、これまでの私の臨床経験上、患者さんご家族が側弯症の本質を理解され、覚悟をもって努力された方々は、時間は一定期間以上かかりますが、必ず良くなられました。筋肉・筋膜のバランスが整い、背骨の形が変わるまでには、どうしても長期間かかります（図５－７）。コツコツ（まさに骨骨！）と努力を続けましょう。必ず良い結果はついてきます。「継続は力なり」。これは、私が自信をもって断言できることです。

考え方を変えれば、行動が変わります。
行動を変えれば、習慣が変わります。
習慣を変えれば、側弯症は治ります。

人は心の持ち方を変えることによって、側弯症も、そして人生をも、より良い方向へと変えることができます。側弯症になるお子さんとならないお子さんの違いは、日頃の小さな力の繰り返し、「習慣」によるものです。考え方（思い）を変えれば、習慣は変わります。どうか覚悟をもって努力を積み重ねてください。これが、側弯症を治す唯一の道です。

POINT

側弯症をはじめ、すべての慢性疾患は、積年の習慣の結果。考え方が変われば側弯症は治る。

5-8

「背骨がぐにゃ」から「背骨がピシッ」へ

30年以上の長きにわたり患者さんの背骨や体のゆがみを整える仕事をしていると、姿勢が良くなった患者さんたちは「以前より疲れなくなった」とよく言われます。30年前、大工の患者さんとお話をしたとき、「若い者は、筋肉の力はあるけれど、すぐに疲れてしまう。重い荷物を運ぶときは、力まかせでするため長く続かない。腰で担《かつ》ぐと、そんなに力はいらないし疲れない」と言われていました。「腰で担ぐ」とは、すなわち「腰椎の前弯」のことを指しています。先ほどの図5-4-1を思い出してください。「腰椎の前弯」を獲得した立ち姿勢は、「体軸の重心線と重力線とが一致」する姿勢です。この姿勢は、ほとんど骨格だけで立てる姿勢のため、体の筋肉を最も使わないエネルギー消費の少ない姿勢です。

姿勢が悪くなると、体が一番安定する体軸の重心線から遠ざかり、遠ざかれば遠ざかるほど姿勢を保つための筋肉は働かざるを得なくなります。当然エネルギーの消費も大きくなるため、「疲れやすく」て長く立っていられません。

「最近の子どもは朝礼で長く立って先生の話を聞いていられない。すぐに疲れて座りたがる」とよく耳にします。体力が落ちたことも事実ですが、昔も体力がない子どもはいました。体力がなくても長く立っていられたのは、「腰椎が前弯」して体軸が重力線と一致した立ち方をしていたから、疲れが少なくて長く立っていられたのです。年老いて腰が丸くなる（腰椎が後弯する）と、やはりすぐに疲れて座りたくなります。

また、長年教師をされていた患者さんたちが、「姿勢の良い子は、理解力も良い」と言われていました。この理由も同じです。私たちの脳は「姿勢バランスを保つ」ために最もエネルギーを使います。背骨がふらふらと安定しなければ、体のバランスを保つことに脳力（能力）を使わざるをえません。幼児の言葉や運動、手の細やかな動きなどの能力が急に伸びてくるのは、背骨（姿勢）が安定して以降のことです。逆に、足腰が弱くなって背骨が丸くなり、体のバランスが悪くなるお年寄りは、「物覚え」もさまざまな脳力も衰えていきます。脳の働きも背骨の安定性があってこそ発揮されるのです。

近年は幼児期から「早期教育」が叫ばれ、勉強と習い事で1日の大半を座って過ごしているような子どもも多数います。しかし、**本来幼児期から学童期は、外で体も頭も目一杯活発**

に動かし、さまざまなものに好奇心を示し、心（頭）と体（背骨）の基礎の土台をつくる人生においても最も大切な時期です。足もとの基礎となる土台をつくらずに、頭の柱（背骨）を立てても雨風（艱難辛苦《かんなんしんく》）にあえば倒れてしまうでしょう。日本教育保健学会年報に収録されている『子どもの〝からだのおかしさ〟に関する保育・教育現場の実感：「子どものからだの調査２０２０」の結果を基に』でも、ネット・ゲーム社会になり「だるい・疲れた・面倒くさいが口癖のようになっている子どもが増えた」「外に出たがらず運動したがらない」など、子どもたちがみずから体を動かさなくなってきたことが浮き彫りになりました。外出は自転車と車になり、歩く時間がますます減少し、その結果として心と体の「発達のゆがみ」が指摘されています。

子どもは本来「活発に動きまわってヒトになり、集団でのさまざまな経験をとおして人間になる」動物です。そして、子どもたちは身近な大人たちの姿勢と所作を真似てそれを習慣にしていきます。子どもたちの将来のために、大人たちがもう一度、ヒトの進化と発育・成長過程、立って歩く「直立二足歩行」と「姿勢」の基本に立ち返ることが大切です。「背骨がぐにゃ」から「背骨がピシッ」へと子どもたちが生まれ変われるよう、まわりの大人たちが子どもに手本を示す努力が必要であると、長年側弯症と関わってきて、今ほど切に思う

図 5-8 「背骨がぐにゃ(側弯)」から「背骨がピシッ」へ

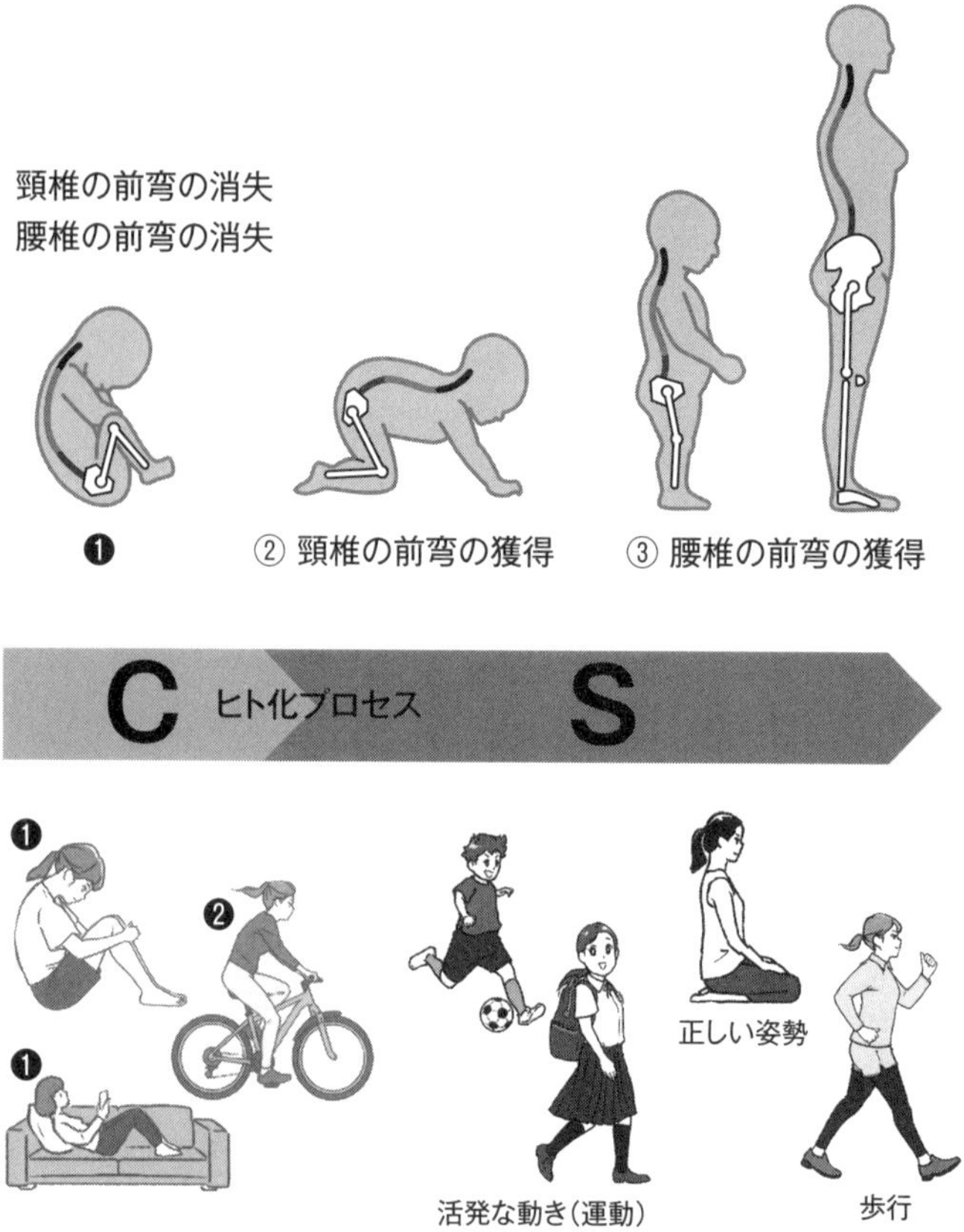

図 5−3− 1 で示した動物化プロセス（❷→❶）は、
ヒト本来の育て方（保育・教育）に立ち戻ればなくなる
Ⅱ
特発性側弯症になる子どもはいなくなる

出典：『『歩行』と『脳』』吉田勧持 著（エンタプライズ）を参考に作成

日々はありません。子どもをとりまく生活環境、ヒト本来の育て方（保育・教育）に立ち返ったとき、特発性側弯症になる子どもはいなくなると私は思っています（図５－８）。

POINT

子どもの生活習慣は、自分が好きな人や尊敬する人から学んでつくられる。身近な大人たちから自然に生き方を学び、身につけていく。大人たちが「背骨がピシッ」の生活をしていれば、側弯症はなくなる。

治療症例5　側弯症は、覚悟を決めて努力すると早く改善する

当院を受診される側弯症の患者さんは中・高校生や社会人、高齢者などさまざまですが、なかには「絶対に治す」という非常に高い意識と覚悟をもって来られる方がいます。

次にあげる写真の20代のIさんもその一人でした。幼い頃から俯《うつぶ》せで寝る癖があり、小学校の高学年の頃に側弯症を発症されました。5年前に撮影した初診時のレントゲン写真では胸椎58°、腰椎42°の重度の側弯症でした。

しかしご結婚が決まり、記念写真で背中のあいたドレスを着た姿を撮ることになったIさん。少しでもきれいに見せたいという思いで来院されました。こちらの説明にもしっかり耳を傾け、日常生活で指導したことに対しても一生懸命に努力をしている様子が私たちにもよく伝わってきました。

その結果、田舎のお母さんが久しぶりに娘の背中を見て「どこが側弯かわからなくなっている」と言われたそうです。

側弯を治す意識が高く、日常生活でも「正しい姿勢」と「歩行」を常に心がけられている

治療症例５（Ｉさん）

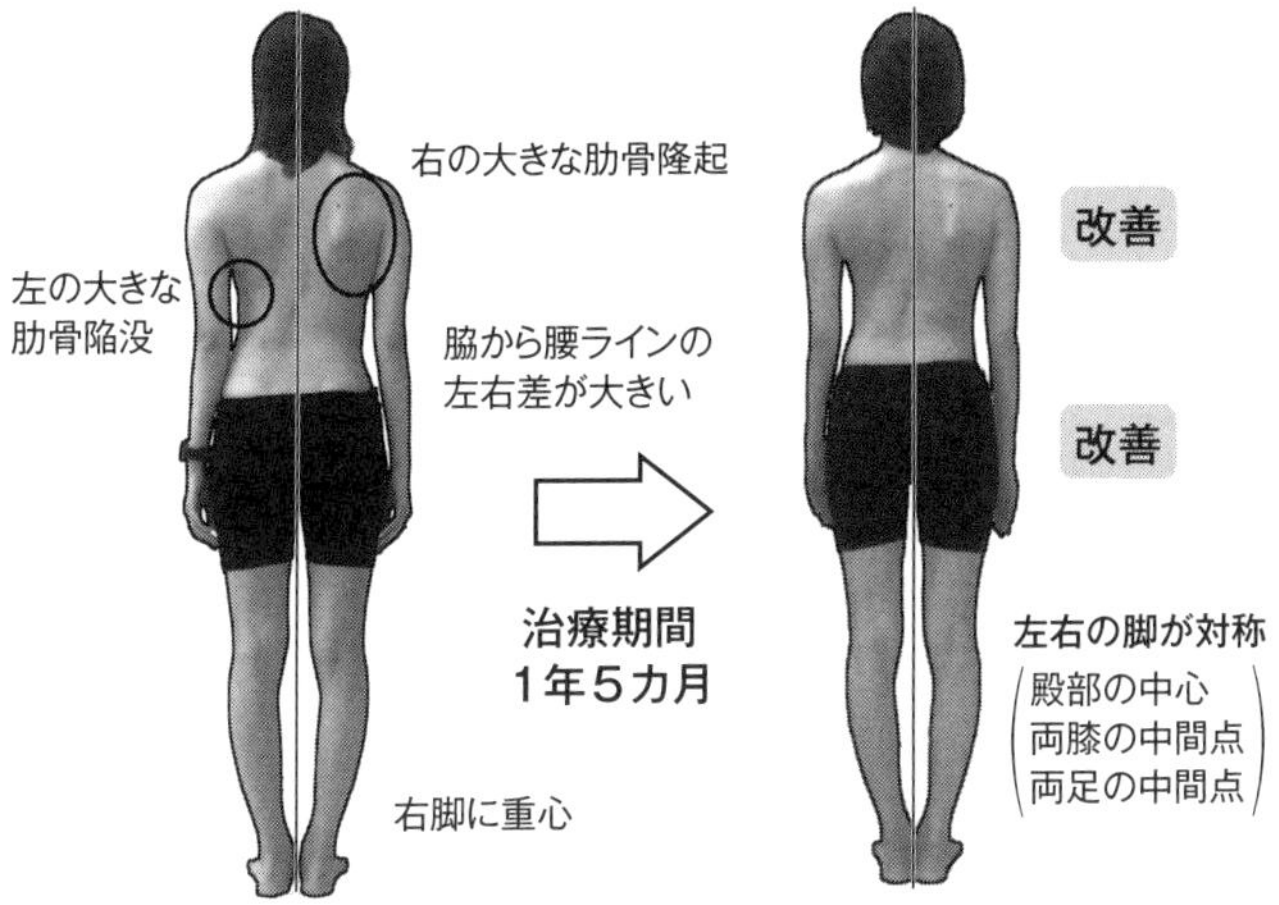

ため、今までのどの方よりも早く背骨の側弯が改善しています。人は自分の側弯の原因がわかり、どうすれば治るのかがわかって目標があると、こんなにも治るスピードが違うんだということを教えられました。

次に、ご年配の側弯症の患者さんの治療症例をお話しいたします。第２章でも「人の背骨は生涯にわたり変化し続ける」と書きましたが、このことを実際に教えてくださった方です。

Ｊさんは70歳代の女性です。診察した当時、服の上からでも一目見ただけで右肋骨突起が大きく後ろに突出して、背骨全体も大きく逆Ｃ字に弯曲しているのがわかりました。

ご家族や医師からは「もう年だから諦めなさい」と言われていましたが、ご本人は「強く飛び出た肋骨隆起を絶対に改善させたい」という決意で来院されました。

検査をしてみると、Jさんには、炊事や掃除など家事で疲れたら左腰に左手と左肘を当てて休むという特徴的な癖がありました。この休息姿勢の癖は、右肋骨隆起を引き起こし、背骨全体を逆C字形に強めて側弯を進行させる力が働くものです。そこでまずは原因となる癖をあらためてもらい、右肋骨隆起が改善する生活指導と治療を重ねていきました。真面目に努力された結果、一年後の定期検診では、前年度記載されていた「脊柱側弯症の疑い」がなくなり、また心電図の不整脈も改善しました。

人はしっかりした目標と覚悟をもって努力を積み重ねれば、時間は要しますが、側弯症を改善し治すことができます。このことを教えていただいた多くの患者さんに、敬服の念を抱かずにはいられません。

おわりに

地球のまわりを太陽と宇宙がまわっているという天動説は、15世紀頃までの長い間「世間の常識」であり「偉い先生の考え」でした。その天動説に異議を唱えたのが、今からたった約500年前のポーランドの天文学者、コペルニクスです。太陽が中心にあってそのまわりを地球が回っているという地動説は、それまでと正反対の考えでした。しかし今では天動説が間違っていて、地動説が真に正しいことだと世界中の人が知っています。

それでも彼は当時、地動説はあくまで数学的な考えの一つであり真実を主張するものではないと書き記し、死後その本を出版させました。「世間の常識」や「偉い先生の考え」と真逆のことを言ったら、自分が批判されることがわかっていたからです。当時はキリスト教の異端尋問にかけられ、火あぶり処刑にされた人がたくさんいた時代でした。

いつの世にあっても、「世間の一般常識」に反して声を上げることは、みずからの立場を失うかもしれず、大きな危険をはらんでいます。とはいえ、これまでの「常識」に間違っている点があり、その間違いが側弯症のお子さんの将来に危害がおよぶ可能性があると気づいたならば、そのまま傍観することはできません。

18世紀のドイツの哲学者カントは、天動説から地動説への転換のような、思想的に正反対になることを「コペルニクス的転回」という言葉で表しました。現代でも発想を根本的に変えることによって、ものごとの新しい局面を切り開くことをたとえるときに使われる言葉です。

特発性側弯症の治療法においても、装具や手術が最良の方法として教科書や論文に記載されているため、それが「科学的根拠に基づく」正しい手法だとされています。民間療法での臨床経験からいくら「治療効果がある」といっても、医学誌の論文に載って認められなければ「非科学的」治療としてつぶされ消し去られてきた歴史があります。

とはいえ、本書冒頭の本庶佑先生の言葉にもあったように、今この時代でさえ生命科学は基礎のところがほとんどわかっていません。そのため、現代医学のなかで「科学的根拠に基づいて」といわれる病気の定義や治療法が時代とともに激しく変化し、時には真逆になることもあります。原因がわからない病気も驚くほど多くあります。その理由は、まだ基礎がほとんどわかっていない脆弱な「科学」の上に成り立っているからです。

また、病気の治療で効果をあげている鍼灸マッサージや整体などの伝統的な民間療法は「非科学的」だとよくいわれます。しかし本当にそうでしょうか。

例えば、ひと昔前までは、姿勢や背骨のゆがみ方、皮膚や舌の視診、脈やお腹の触診、胸の聴診など多方面からくわしく診察をして患者さんの病態を的確に把握していました。また、姿勢や背骨のゆがみを整える療法によって、さまざまな病気が改善し治っていました。

第1章・1－6でも少しふれましたが、私たちの体は悪い姿勢や背骨のゆがみ方によって、体の血液やリンパ液、そして脳脊髄液の流れが阻害されたり、内臓器官の位置や形が変わったりすると機能低下が起こります。当然、それにともなって体調不良になります。長い期間その状態が続けば病気につながっていきます。

しかし、生命科学がそれを証明するだけの進歩をまだ遂げていないだけの話ではないでしょうか。生命のしくみがもっともっと解明されれば、「非科学的」治療といわれていた伝統的な民間療法も、いつしか「科学的根拠に基づいた」治療法といわれる時代が来るでしょう。

以前は、「先天性股関節脱臼」という病名がありました。女児に多い生まれつき股関節が脱臼している先天性の病気と考えられていました。昔は女児が「がに股」にならないようにという親の思いから脚を閉じておむつを当てていました。この誤ったおむつの当て方、育児習慣によって脱臼したものでした。紙おむつになった今日では、股関節が脱臼して生まれることはないとわかり、「先天性股関節脱臼」という病名がなくなりました。

「特発性側弯症」も同じように、近い将来、医学の教科書から病名がなくなり、側弯症で「あんな硬い装具をつけ続けたり、背骨を金具で固定する手術をしていたことがあったんだって」と、過去のこととして医学の歴史のなかで語られる日がおとずれることを心から願っています。

もし、学校検診で早期に背骨の側弯が発見されたら、レントゲン検査だけでなく、すぐに適切な検査と治療がほどこされ、日常生活の指導で軽度のうちに治癒できる時代が早く来ることを願っています。検診の話で思い出しましたが、最後に、診察で見逃されやすい「腰部隆起」について少し補足しておきたいと思います。本書で各章の最後に治療症例として、側弯症患者さんの背面から撮った写真を載せさせていただき、「肋骨隆起」「腰部隆起」などを示しました。ただ、じつのところ、背面からの写真だけでは「肋骨隆起」はわかっても、「腰部隆起」の正確なところは見てもわからないかと思います。

理由は、「肋骨隆起」は上部に何も重なりがなく胸部の筋肉層も薄いため、上にも外側にも後ろにも盛り上がるために、立った姿勢を後ろから見た場合、一見してよくわかります。ところが、「腰部隆起」は上部には胸郭という重なりがあり、腰部の筋肉層も分厚いために、立った姿勢を後ろから見た場合、肋骨隆起ほどボコンと盛り上がっているという状態が顕著には見られません。前屈テストによって顕著にあらわれます。ですから、診察では、立った姿勢のみならず、前屈姿勢で角度を変えて丁寧に診ることが大切です。

そして、私の切なる本当の願いは、側弯症の真実が広く知られるようになり、その防止のために幼少期の頃から歩くことと姿勢の大切さを教えられ、外で自由に体を目一杯動かせる生活環境と教育環境になって、「特発性側弯症」を誰も発症しない時代が来ることです。

本書を書くにあたり、人や病気の本質を教えていただいた日本構造医学研究所所長・吉田勧持先生には厚くお礼を申し上げます。先生との出会いがなければ、今の私の医療人としてのあり方はなかったと思います。

またこの度、原因もわからず治療法すら確立していない「特発性側弯症」の原因の解明に、治療に、さまざまな研究をともにしていただき、また膨大な数のイラスト作成の協力をしていただいた、当院スタッフの阿久根実佳さん、古川佳代先生、飯田悠加里先生、村上美智子先生、宮川明日香さん、山田優樹さんに心から感謝いたします。そして、長い間いろいろと特発性側弯症とは何かをお教えいただいた多くの患者の皆さん、ご家族に心から感謝いたします。ありがとうございました。

最後になりましたが、本書を出版するにあたり、医学などの難しい専門的な内容をできるだけ平易な言葉で読者の皆さんにご理解していただけるようにと、献身的な努力をしていただきました編集担当の菅原玲子さん、池谷秀一郎編集長に大変お世話になりました。お二人との出会いがなければ本書は完成できませんでした。心からお礼を申し上げます。

2023年9月吉日

山田清之進

参考文献

『構造医学　自然治癒のカギは重力にある！』吉田勧持著（エンタプライズ）
『構造医学の臨床』吉田勧持著（エンタプライズ）
『『歩行』と『脳』』吉田勧持著（エンタプライズ）
『季刊　構造医学　11号』吉田勧持著（エンタプライズ）
『ムービングボディ』クリス・ジャーメイ著、住岡輝明監訳（エンタプライズ）
『改訂版（第1版）知っておきたい脊柱側弯症』日本側弯症学会編（インテルナ出版）
『筋骨格系のキネシオロジー　原著第2版』Donald A.Neumann原著、嶋田智明・有馬慶美監訳（医歯薬出版）
『子どもの背骨の病気を治す』下出真法著（講談社）
『絵でみる老人介助の基本テクニック』宍戸英雄監修、大渕律子・堀内ふき著（文光堂）
『歩法の基本　J・歩行』関口勝夫著（信山社）

『エンドレス・ウェブ』R.Louis Schultz／Rosemary Feitis著、鈴木三央訳（市村出版）
『イラスト解剖学　第9版』松村譲兒著（中外医学社）
『解剖学アトラス』Kahle／Leonhardt／Platzer著、越智淳三訳（文光堂）
『身体運動学　関節の制御機構と筋機能』市橋則明編集（メジカルビュー社）
『シュロス法による側弯症治療』クリスタ・レーネルト・シュロス／ペートラ・グレブル著、中村尚人日本語版監修（ガイアブックス）
『アナトミー・トレイン　第2版』トーマス・W・マイヤース著、板場英行・石井慎一郎訳（医学書院）
『カパンジー生体力学の世界』I.A.Kapandji著、塩田悦仁訳（医歯薬出版）
『カパンジー機能解剖学　原著第6版』I.A.Kapandji著、塩田悦仁訳（医歯薬出版）
『カパンディ関節の生理学』I.A.Kapandji著、荻島秀男監訳、嶋田智明訳（医歯薬出版）
『脚・ひれ・翼はなぜ進化したのか』マット・ウィルキンソン著、神奈川夏子訳（草思社）
『波紋と螺旋とフィボナッチ』近藤滋著（秀潤社）
『プロメテウス解剖学アトラス　解剖学総論／運動器系　第2版』坂井建雄・松村譲兒監訳（医学書院）

『動作練習　臨床活用講座　動作メカニズムの再獲得と統合』石井慎一郎編著（メジカルビュー社）
『正体術健康法　操体法の源流「正體術矯正法」現代版』髙橋迪雄著、小関勝美監修、鈴木正教現代訳（たにぐち書店）
『三軸修正法　自然法則がカラダを変える！』池上六朗著（ＢＡＢジャパン出版局）
『病気をハネ返す姿勢、病気を呼びこむ姿勢』碓田拓磨著（主婦の友社）
『理学療法ハンドブック』細田多穂・柳澤健編集（協同医書出版社）
『究極の身体』高岡英夫著（講談社）
『ヒトのかたち5億年』犬塚則久著（てらぺいあ）
『子どもの〝からだのおかしさ〟に関する保育・教育現場の実感：「子どものからだの調査２０２０」の結果を基に』野井真吾ほか著（日本教育保健学会年報29巻）
『運動連鎖～リンクする身体』嶋田智明・大峯三郎常任編集、山岸茂則ゲスト編集（文光堂）
『顔の科学　生命進化を顔で見る』西原克成著（日本教文社）

〈著者略歴〉
山田清之進（やまだ　せいのしん）
「いこい治療院」院長
1960年、滋賀県生まれ。あん摩マッサージ指圧師、鍼灸師、理学療法士。10代の頃、網膜剥離で長期入院を経験し、多くの優しい人と出会うなかで医療の道を志す。81年、滋賀県立盲学校 理療科卒業。89年、大阪府立盲学校 理学療法科（現・大阪府立大阪南視覚支援学校 専修部 理学療法科）卒業。病院のリハビリテーション科、老人介護施設勤務等を経て1994年、「いこい治療院」開業。並行して東洋医学、西洋医学、構造医学のほか、操体法や姿勢バランス調整法などを学ぶ。患者の命と健康を守る地域医療、老人や障がい者の在宅医療、無農薬米などの食や環境、子どもの心と体に関する活動経験などをとおして、多様な視点から特発性側弯症について研究し、現在に至る。

装幀：山岸全（株式会社ウエイド）
図版・イラスト：森崎達也・望月彩加（株式会社ウエイド）

「特発性側弯症」の原因と治し方
装具と手術への警鐘

2023年10月18日　第１版第１刷発行

著　者　山田清之進

発　行　株式会社ＰＨＰエディターズ・グループ
〒135-0061　東京都江東区豊洲5-6-52
☎03-6204-2931
https://www.peg.co.jp/

印　刷
製　本　シナノ印刷株式会社

ISBN978-4-910739-34-2